Nesrine Souayeh
Mariem Nouira
Mohamed Frikha

Tratamento lombo-aórtico nos cancros ginecológicos pélvicos

Nesrine Souayeh
Mariem Nouira
Mohamed Frikha

Tratamento lombo-aórtico nos cancros ginecológicos pélvicos

interesses e controvérsias

ScienciaScripts

Imprint

Cover image: www.ingimage.com

This book is a translation from the original published under ISBN 978-620-6-72295-3.

Publisher:
Sciencia Scripts
is a trademark of
Dodo Books Indian Ocean Ltd. and OmniScriptum S.R.L publishing group

120 High Road, East Finchley, London, N2 9ED, United Kingdom
Str. Armeneasca 28/1, office 1, Chisinau MD-2012, Republic of Moldova, Europe
Printed at: see last page
ISBN: 978-620-8-35671-2

Conteúdo

1 INTRODUÇÃO

O envolvimento linfonodal, particularmente na região lombo-aórtica, é um importante fator de prognóstico em termos de sobrevivência e um parâmetro essencial na estratégia terapêutica dos cancros ginecológicos pélvicos, nomeadamente o cancro do ovário, do endométrio e do colo do útero [1]. A taxa de sobrevivência a 5 anos cai de 90% para 40% no caso de envolvimento linfonodal no cancro do ovário e de 90% para 30% no cancro do endométrio.

Existem muitas indicações para a cirurgia lombo-aórtica (LAC), que diferem de um cancro ginecológico para outro. Esta cirurgia pode ser indicada como parte de um estadiamento sistemático, ou na presença de factores de risco importantes para o envolvimento linfonodal, ou no caso de envolvimento lombo-aórtico macroscópico, e finalmente no caso de envolvimento linfonodal pélvico comprovado [2]. Para ser validada, a técnica cirúrgica do CCL deve obedecer a um padrão no seu âmbito, com o mínimo de complicações possíveis.

O seu valor terapêutico direto é ainda controverso, mas numerosos estudos sugerem que a ALC tem potencial terapêutico. De facto, esta cirurgia faz parte do conceito de cirurgia citorredutora completa, na esperança de conseguir um melhor controlo loco-regional com maior probabilidade de sobrevivência [2].

O estadiamento linfonodal lombo-aórtico permite alargar o volume alvo dos campos de radioterapia inicial ou adjuvante, mais ou menos associados à quimioterapia, ao território lombo-aórtico se forem documentadas metástases a este nível, nomeadamente no cancro do endométrio e do colo do útero [3].

No entanto, a ALC continua a ser uma técnica cirúrgica bastante avançada na prática da carcinologia ginecológica, exigindo vários anos de treino. A técnica nem sempre é fácil de executar, devido à proximidade dos grandes vasos e às dificuldades operatórias que podem levar a uma série de complicações per e pós-operatórias, algumas das quais podem ser fatais.

Com este objetivo, realizámos este estudo, reunindo os casos de doentes tratadas de cancros ginecológicos pélvicos e para as quais a ALC foi indicada. Através destes casos e de uma revisão da literatura, iremos :

✓ Esclarecer as indicações e limitações da cirurgia lombo-aórtica.
✓ Descrever as complicações intra e pós-operatórias da cirurgia lombo-aórtica.
✓ Determinar o papel atual da cirurgia lombo-aórtica no tratamento dos cancros ginecológicos.

1. PACIENTES

1.1. Tipo de estudo

Realizámos um estudo unicêntrico, retrospetivo, descritivo, analítico e comparativo de 85 doentes tratadas por cancro ginecológico com indicação para curativo lombo-aórtico.

1.2. Âmbito e localização do estudo

Realizámos o presente estudo durante um período de 18 anos, de janeiro de 2004 a dezembro de 2021, no serviço de ginecologia obstétrica do hospital regional de Ben Arous. Trata-se de uma maternidade de nível IIB situada nos subúrbios do sul de Tunes, que assegura a cirurgia ginecológica, uroginecológica e carcinológica.

1.3. População estudada

1.3.1. Critérios de inclusão

Todos os doentes foram incluídos neste estudo:

✓ Cancro do ovário, do endométrio ou do colo do útero comprovado histologicamente.

✓ Nos quais a cirurgia lombo-aórtica foi planeada como parte de uma cirurgia primária ou de segunda abordagem.

✓ Fiz a consulta no serviço de ginecologia e obstetrícia do hospital regional de Ben Arous.

1.3.2. Critérios de não-inclusão

As doentes com cancro ginecológico pélvico não foram incluídas neste estudo:

✓ Que não tinham indicação para curativo lombo-aórtico e que não tinham sido incluídos no nosso trabalho.

✓ Que tinha tido o CLA noutro departamento.

1.3.3. Critérios de exclusão

Este estudo não incluiu :

✓ Pacientes que perderam o seguimento.

✓ Ficheiros não utilizáveis com dados em falta.

1.3.4. Critérios de avaliação

✓ O resultado primário foi a taxa de complicações intra ou pós-operatórias relacionadas com a cirurgia lombo-aórtica.

✓ Os parâmetros secundários foram a sobrevivência global e as taxas de recaída, independentemente de se ter utilizado ou não o ALC.

2. MÉTODOS

2.1. Recolha de dados

Foi utilizado um modelo com 125 variáveis para recolher os dados.

Estes dados foram recolhidos em :

- Ficheiros de acompanhamento em ambulatório.
- Registos hospitalares departamentais.

- Relatórios de patologia.
- Folhas de anestesia.
- Relatórios de funcionamento.
- Ficheiros dos serviços de oncologia médica e de radioterapia do Instituto Saleh Azaiz de Túnis e de Ariana.

2.2. Variáveis estudadas

2.2.1. Dados sócio-epidemiológicos

Recolhemos os seguintes dados clínicos de cada doente num formulário normalizado:

- Identificação do doente (nome, idade, número de processo, morada, número de telefone, etc.).
- História pessoal e familiar
- Datas da menarca e da menopausa
- Gestite e parite
- Noção de infertilidade
- Contraceção e métodos contraceptivos
- Fumar

2.2.2. Diagnóstico positivo

2.2.2.1. História e exame clínico

A história esclareceu os sinais funcionais, o tempo entre o primeiro sintoma e a primeira consulta, e o tempo entre a primeira consulta e o diagnóstico positivo.

O exame clínico revelou :

- Avaliar o estado geral do doente e calcular a pontuação ASA (American Society of Anaesthesiologists) (Anexo 1).
- Calcule o seu índice de massa corporal.
- Efetuar um exame ginecológico para detetar metrorragias e massas cervicais ou anexiais.
- Procurar adenopatias.
- Procurar sinais clínicos de envolvimento à distância.
- Classificar o tumor de acordo com o seu estádio clínico utilizando a classificação FIGO (Anexos 2, 3, 4, 5, 6, 7 e 8).

2.2.2.2. Histologia

A confirmação do diagnóstico foi obtida por biópsia (durante a histeroscopia diagnóstica para o cancro do endométrio, biópsia cervical para o cancro do colo do útero ou celioscopia diagnóstica em caso de suspeita de massa anexial) ou por exame na mesa de operações.

O tipo histológico foi definido de acordo com a classificação da OMS (Anexos 9, 10 e 11).

2.2.3. Avaliação da extensão loco-regional e à distância

Todos os doentes da nossa série foram submetidos a tomografia computorizada

(TC) torácica-abdominal-pélvica (TAP) e a ressonância magnética (RM) abdominal-pélvica (Figura 1).

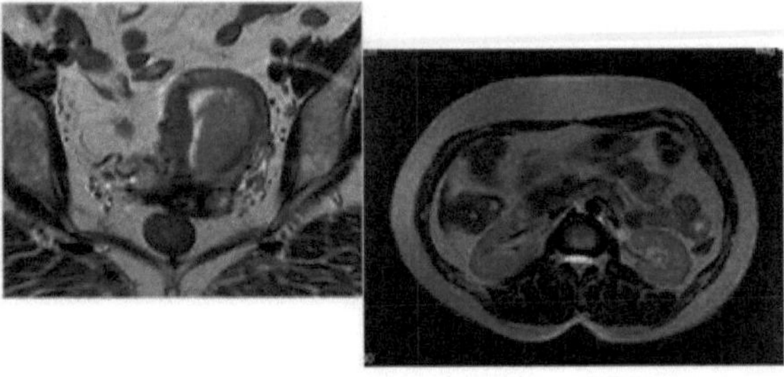

Estudo das cadeias gg pélvicas e lombo-aórticas
Pequeno gânglio linfático extemo-ilíaco esquerdo de 5 mm
Sem ADP pélvica ou lombo-aórtica

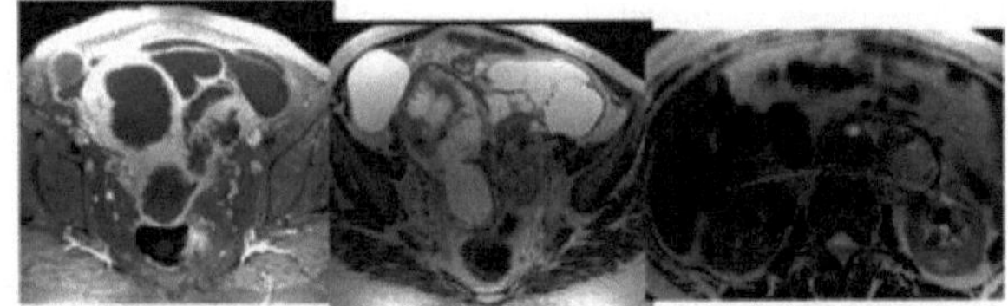

ADK uterino, extensão ovariana; carcinose pélvica e grande ADP metastático latero-aórtico esquerda (mesmo sinal tumoral que o hiper T2 heterogéneo)

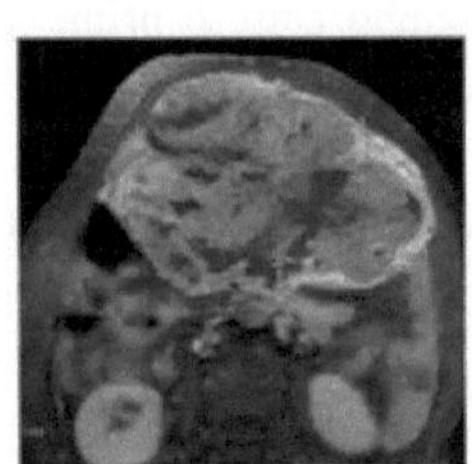

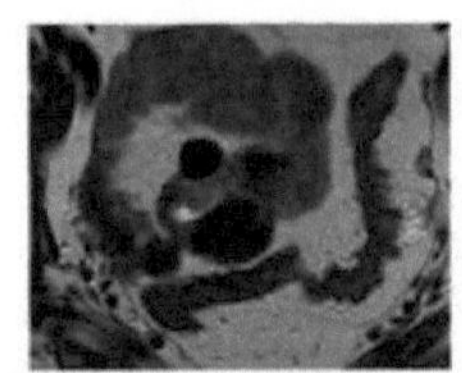

Carcinome à cellules claires stade IA(*)
Curage gg iliaque externe droit productif avec adénomégalies toutes négatives à l'histologie

Carcinoma de células claras de estádio IA(*) Curagem ilíaca externa direita produtiva com adenomalácia, todos histologicamente negativos

Figura 1: ***Avaliação da extensão loco-regional e à distância***

2.2.4. Complicações intra-operatórias

As complicações intraoperatórias relatadas em nosso estudo foram necessariamente relacionadas ao curativo lombo-aórtico e foram classificadas em cinco graus de acordo com a nova classificação de complicações intraoperatórias (**ClassIntra**) publicada no British Medical Journal BMJ em agosto de 2020 [4] (Anexo 12).

> O **grau 1** incluía qualquer desvio da evolução cirúrgica ideal sem necessidade de tratamento ou intervenção adicional: doentes com poucos ou nenhuns sintomas.

Exemplo:

- Hemorragia acima da média de um vaso de pequeno calibre: auto-limitada ou definitivamente controlável sem qualquer tratamento para além da coagulação de rotina.
- Lesão mínima da serosa intestinal que não requer tratamento adicional.
- Cauterização: pequena queimadura cutânea sem necessidade de tratamento - Perturbação do ritmo: perturbação do ritmo (por exemplo, extra-sístoles) sem repercussões.
- **O grau 2** incluía qualquer desvio da evolução intra-operatória ideal que exigisse um tratamento ou intervenção menor adicional: doente com sintomas moderados, sem risco de vida e sem incapacidade permanente.

Exemplo:

- Hemorragia de uma artéria ou veia de médio calibre: ligadura e/ou utilização de ácido tranexâmico.
- Lesão intestinal não-transmural que requer uma ou mais suturas.
- Cauterização: queimadura moderada que requer cuidados não invasivos da ferida.
- Perturbação do ritmo que requer a administração de um fármaco anti-arrítmico sem repercussões hemodinâmicas.

> **O grau 3** incluiu qualquer desvio da evolução intra-operatória ideal que exigisse tratamento ou intervenção moderados adicionais: doentes com sintomas graves, potencialmente fatais e/ou permanentemente incapacitantes.

Exemplo:

- Hemorragia de uma artéria ou veia de grande calibre com instabilidade hemodinâmica transitória: ligadura ou sutura e/ou transfusão de sangue.
- Lesão intestinal transmural que requer ressecção segmentar.
- Cauterização: queimadura grave que requer desbridamento cirúrgico
- Perturbação do ritmo que requer a administração de um fármaco anti-arrítmico, com repercussões hemodinâmicas transitórias.

> **O grau 4** incluiu qualquer desvio da evolução intra-operatória ideal com a necessidade de tratamento ou intervenção adicional urgente e importante: doente com risco de vida e/ou sintomas permanentemente incapacitantes.

Exemplo:

- Hemorragia com risco de vida com esplenectomia; transfusão maciça de sangue, permanência nos cuidados intensivos.
- Lesão de uma artéria ou veia central que requer uma ressecção intestinal extensa.
- Cauterização: queimadura por cauterização com risco de vida que requer tratamento em cuidados intensivos.
- Perturbação do ritmo que exija electroconversão, desfibrilhação ou internamento numa unidade de cuidados intensivos cardíacos (UCI).

> **Grau 5**: Morte intra-operatória do doente.

2.2.5. *Complicações pós-operatórias*

As complicações pós-operatórias a curto e médio prazo foram registadas durante a readmissão ou no âmbito das visitas habituais de acompanhamento do doente. Foram descritas com referência à classificação de Clavien Dindo utilizada para as complicações pós-operatórias (Anexo 13).

2.2.6. *Tratamento adjuvante*

As indicações para a quimioterapia, a radioterapia ou a curioterapia curativa foram discutidas na reunião de consulta multidisciplinar com os serviços de oncologia médica e de radioterapia do Hospital Abderahmen Mami de Ariana e do Instituto Salah Azaiz, com referência às recomendações actuais.

2.2.7. *Acompanhamento*

O acompanhamento foi alternado entre ginecologistas, oncologistas médicos e radioterapeutas, à razão de uma consulta de 6 em 6 meses.

O acompanhamento foi efectuado por contacto telefónico com os doentes ou as suas famílias até março de 2022 e por consulta dos processos dos doentes quando estes terminaram o tratamento no Hospital Abderrahmen Mami Ariana ou no Instituto Salah Azaiz.

Os dados de prognóstico recolhidos foram :

✓ Sobrevivência global (OS): definida como o tempo em meses entre a data do diagnóstico e a data da morte ou da última notícia.

✓ Recidiva (ou recaída): definida como recidiva loco-regional da doença ou metástases à distância após tratamento carcinológico curativo.

✓ Sobrevivência livre de recidiva (RFS): definida como o tempo em meses entre a data de diagnóstico e a data de ocorrência de um evento. Os eventos incluídos na RFS foram as recidivas e a morte por qualquer causa.

Calculámos a SG a 1, 2 e 3 anos, bem como a SSR a 3 anos.

2.3. Técnica operatória para curativo lombo-aórtico

A técnica adoptada pela nossa equipa é a descrita em 1998 por Querleu [5]. A técnica aberta de CCL não sofreu grandes alterações ou progressos, uma vez que a abordagem laparoscópica e, mais recentemente, a abordagem robótica assumiram o seu lugar e são atualmente as técnicas mais utilizadas em todo o mundo. A inexistência de uma plataforma técnica adequada a estas inovações cirúrgicas torna inevitável a realização de laparotomia nos doentes do nosso estudo.

Ж ***Descrição da técnica*** [5]:

A amostragem dos gânglios celulares é sistemática: latero-aórtica, ilíaca comum direita e esquerda, pré-aórtica-caval e latero-caval.

O princípio da linfadenectomia baseia-se numa dissecção rigorosa no plano da adventícia dos vasos principais e nos planos de interface das várias estruturas adiposas (gordura peri-renal, gordura mesentérica). O objetivo é identificar as fendas linfonodais e efetuar uma hemostase e uma linfostase selectivas.

Para a linfadenectomia para-aórtica e ilíaca comum, três pontos de referência fundamentais (o músculo psoas, o ureter esquerdo e a artéria ilíaca comum) são destacados com qualquer dissecção. O bordo lateral esquerdo da aorta é seguido para aceder à veia renal esquerda. Da face anterior da aorta, surgem a artéria mesentérica inferior, que é respeitada, e a artéria ovárica esquerda, que é coagulada e seccionada, permitindo o acesso aos gânglios linfáticos pré-aórticos. Os gânglios mediais à artéria ilíaca comum são então removidos após identificação do promontório e da veia ilíaca comum esquerda. Os gânglios latero-cavais, retro-vasculares e ilíacos comuns direitos são então removidos por descolamento entre o promontório e o mesosigmóide e progredindo tangencialmente até à origem da veia ilíaca comum esquerda e à bifurcação da veia cava. Os gânglios linfáticos laterocavais podem ser acedidos quer anteriormente à aorta, quer, mais raramente, através do descolamento da aorta e depois da veia cava da coluna vertebral (Figuras 2 e 3).

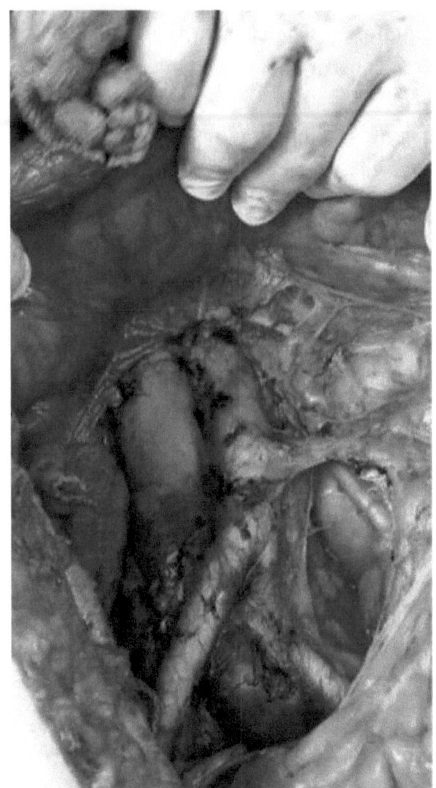

***Figura 2:** ALC para o adenocarcinoma do ovário em estádio II*

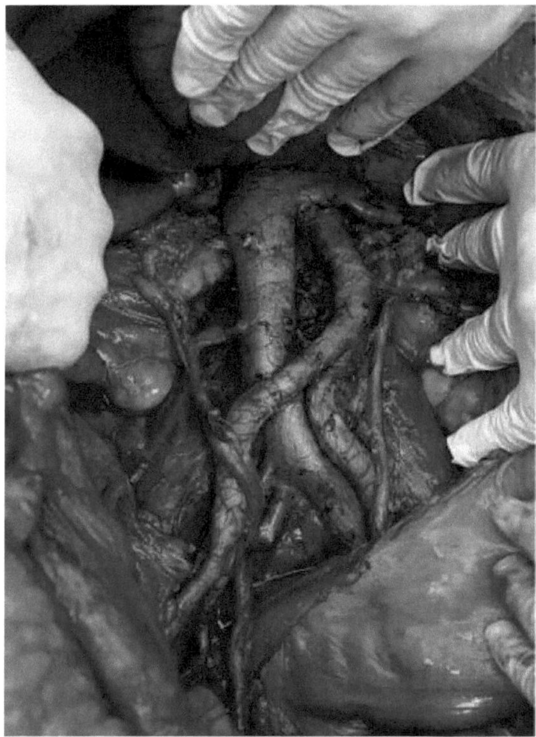

Figura 3: ALC para carcinoma endometróide estádio Ib grau 3

2.4. Métodos estatísticos

A introdução de dados e a análise estatística foram efectuadas com recurso ao software SPSS 26.0fr.

2.4.1. *Análise descritiva*

Realizámos um estudo descritivo das doentes com cancro ginecológico pélvico que necessitaram de curativo lombo-aórtico. As variáveis qualitativas foram descritas de acordo com a sua distribuição percentual com intervalos de confiança a 95% ($IC_{95\%}$). Para as variáveis quantitativas, a análise baseou-se na apresentação de médias e desvios-padrão quando a distribuição era normal e, no caso contrário, na mediana com o intervalo interquartil.

A normalidade da distribuição foi verificada utilizando os testes de Kolmogorov-Smirnov e Shapiro Wilk.

2.4.2. *Testes estatísticos*

Dividimos a nossa população em dois grupos:

- ✓ Grupo com CLA. : CLA
- ✓ Grupo que não tomou o ALC: sem ALC

Os dados dos pacientes dos dois grupos foram comparados. Para as variáveis quantitativas, utilizámos o teste t de Student, sendo os resultados apresentados com os respectivos níveis de significância *p*. Para as variáveis qualitativas, utilizámos o teste do qui-quadrado de Pearson. Os resultados foram apresentados com os respectivos *p*, riscos relativos (RR) e IC $_{95\%}$. Sempre que necessário, foram utilizados testes não paramétricos.

Os resultados foram apresentados sob a forma de quadros e gráficos.

As curvas de sobrevivência global e de recidiva foram calculadas utilizando o método de Kaplan-Meier.

Foi efectuada uma análise multivariada utilizando a regressão logística top-down (Wald), introduzindo todos os factores com valores de $p < 0,05$. Cada fator identificado foi então apresentado com o seu risco relativo ajustado e IC 95%.

Em todos os testes, o limiar *de p* foi fixado em 5% ($p< 0,05$) e a análise multivariada foi efectuada utilizando o software SPSS 26.0 Fr.

2.5. Pesquisa bibliográfica

Foi efectuada uma pesquisa bibliográfica através da consulta dos dados digitais disponíveis na PubMed, na biblioteca Cochrane, no Google Scholar, etc. Teses disponíveis nas faculdades de medicina tunisinas, bem como teses de doutoramento estrangeiras em medicina, utilizando as palavras-chave: cirurgia lombo-aórtica, cancro ginecológico pélvico, limites e complicações intra e pós-operatórias, morbilidade, mortalidade, recorrência e sobrevivência.

As referências foram ordenadas de acordo com o modelo de Vancouver.

2.6. Considerações éticas e conflitos de interesses

Declaramos que não temos qualquer conflito de interesses neste trabalho e que respeitámos a ética médica em todos os casos tratados. Nenhum paciente foi pago e nenhum financiamento foi fornecido por uma indústria farmacêutica.

Dada a natureza retrospetiva do estudo, não foi possível obter o consentimento dos pacientes incluídos neste estudo relativamente à utilização dos dados pessoais mencionados nos registos médicos.

O anonimato rigoroso dos dados individuais foi mantido durante todo o estudo. Apenas o investigador principal conhecia a identidade dos pacientes.

Não foi obtido o acordo do comité de ética para este estudo, dado o seu carácter retrospetivo.

1. ESTUDO DESCRITIVO

1.1. População do estudo

Das 85 doentes tratadas por cancro ginecológico no nosso estudo com indicação para curativo lombo-aórtico, 30 foram excluídas. Um total de 55 casos foram incluídos no nosso estudo (Figura 4).

Total de cancros ginecológicos pélvicos tratados no serviço

300 casos

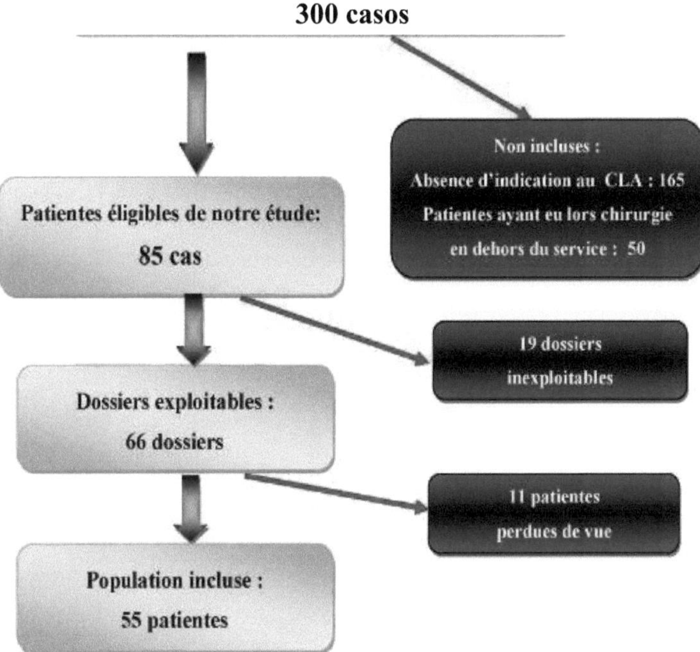

Figura 4: Fluxograma para a inclusão de doentes

1.2. Dados epidemiológicos

1.2.1. Repartição por tipo de cancro

A Figura 5 mostra a distribuição das doentes do nosso estudo de acordo com o tipo de cancro ginecológico.

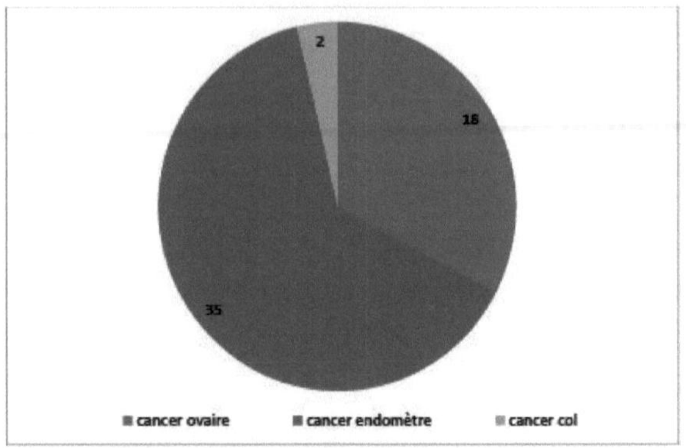

Figura 5: Distribuição dos doentes por tipo de cancro

1.1.2. Idade

A idade média dos doentes do nosso estudo foi de 58,4 anos (± 8,4), com extremos de 39 e 75 anos.

A maioria dos doentes (52,7%) tinha mais de 60 anos na altura do diagnóstico (Figura 6).

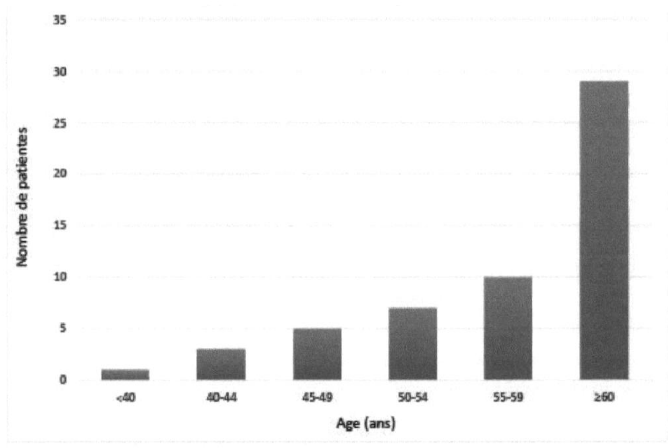

Figura 6: Distribuição etária dos doentes

1.1.3. História familiar de cancro

Onze doentes tinham antecedentes de cancro ginecológico, ou seja, 20% da nossa população (Figura 7).

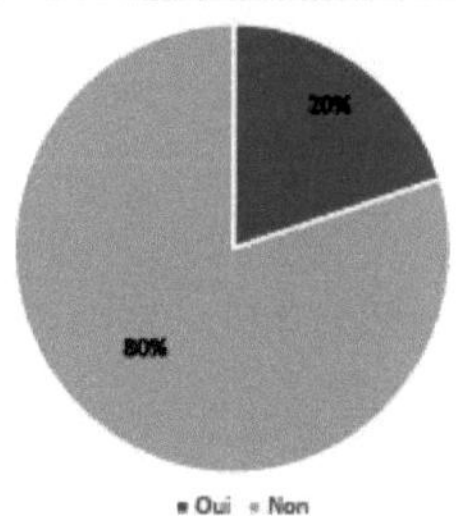

Figura 7: Repartição das pacientes por antecedentes ginecológicos

1.1.4. Historial médico

A hipertensão arterial e a diabetes estavam presentes em 47% e 42% dos doentes, respetivamente.

Outras comorbilidades observadas nesta série foram dislipidemia e insuficiência coronária (6 casos), cancro da mama associado (2 casos), anemia (1 caso) e quisto do ovário associado (1 caso) (Figura 8).

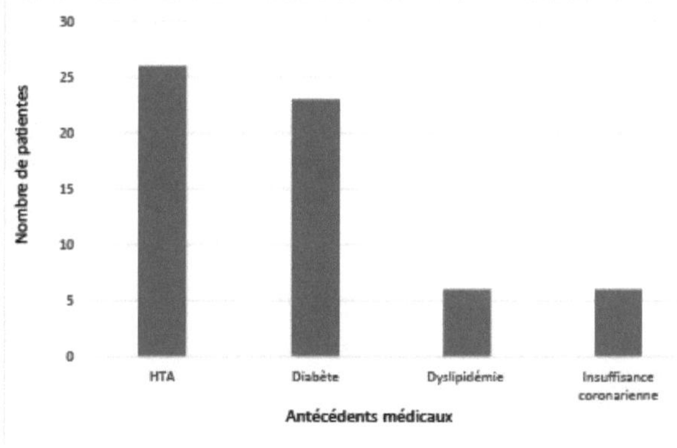

Figura 8: Repartição dos doentes por historial médico

1.1.5. Cirurgia anterior

A cicatrização abdominal foi registada em 17 doentes (25,5%).

Os antecedentes cirúrgicos observados nos pacientes do nosso estudo estão resumidos na Figura 9.

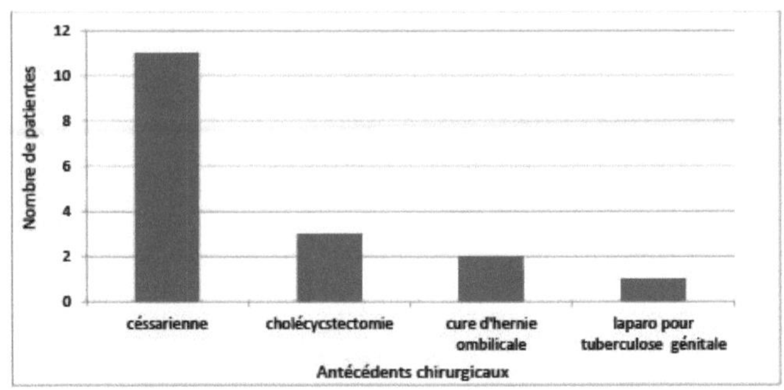

Figura 9: Distribuição por antecedentes cirúrgicos

1.1.6. Índice de massa corporal (IMC)

²O índice de massa corporal médio foi de 32,7 kg.m (± 5,97), com um mínimo de 20 e um máximo de 45,9 kg.m2.

O excesso de peso foi registado em 17 doentes (30,9%), enquanto a obesidade foi confirmada em 34 doentes (61,8% da série) (Figura 10).

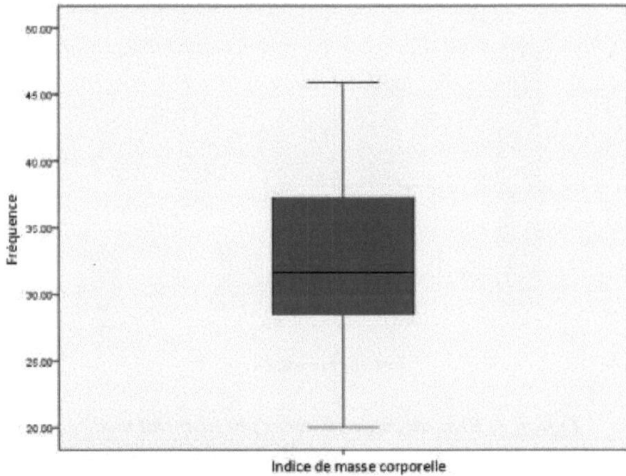

Figura 10:* *Repartição por índice de massa corporal

1.1.7. História ginecológica

1.1.7.1. Menarca

Foram registados três casos de puberdade precoce, com uma mediana de 12 anos e extremos entre 9 e 16 anos.

1.1.7.2. Gestite / Parite

A mediana da idade gestacional e da paridade foi de 3, com extremos de 0 e 13. A nuliparidade foi registada em 30,9% das doentes (17 casos).

1.1.7.3. Contraceção hormonal

A contraceção hormonal foi utilizada em 6 das nossas doentes (28,6%).

1.1.7.4. Menopausa

A maioria das pacientes (81,8%) estava na menopausa. A menopausa tardia foi encontrada em 35% dos casos (Figura 11).

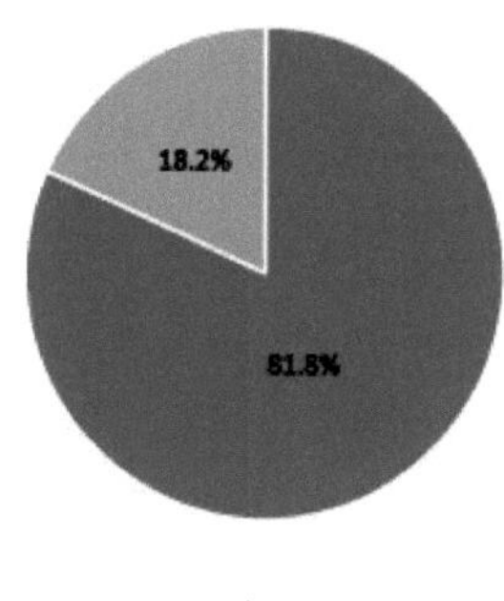

Figura 11: Repartição das doentes por menopausa

1.1.8. Pontuação ASA

Os doentes foram distribuídos de acordo com a classificação ASA da seguinte forma (Figura 12)

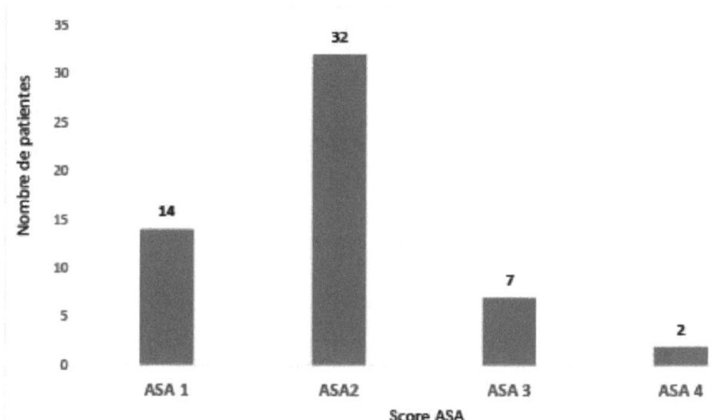

Figura 12: Distribuição dos doentes de acordo com a classificação ASA

1.3. Sintomatologia

1.3.1. Circunstâncias da descoberta

A metrorragia e a descoberta de uma massa pélvica foram os sintomas mais comuns na nossa série, representando 45,5% dos casos. A Figura 13 resume os diferentes sinais que levaram as doentes a consultar o médico.

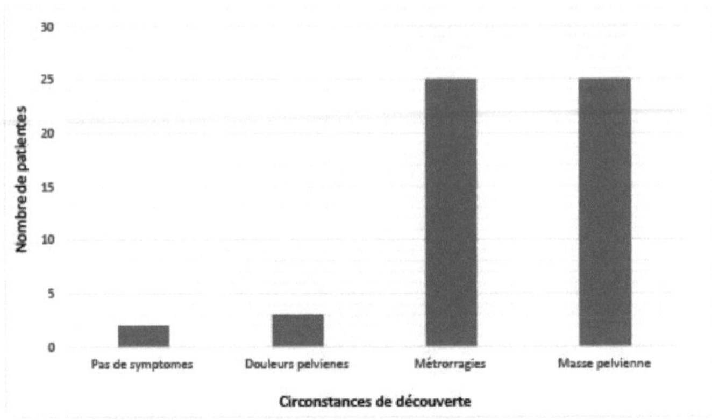

Figura 13: Repartição dos doentes por motivo da descoberta

1.3.2. Tempo entre os sintomas e a consulta

O tempo médio entre o início dos sintomas e a primeira consulta foi de 2 meses (+/- 0,95), variando de 0 a 60 meses. Uma doente, com 62 anos na altura em que foi tratada, queixava-se de dores pélvicas que ignorava. Consultada após 5 anos, foi-lhe diagnosticado um cancro do endométrio. Para além disso, duas doentes tinham consultado por metrorragia pós-menopáusica no espaço de 07 e 15 anos, respetivamente.

1.3.3. Atraso entre a sintomatologia e o diagnóstico

O tempo médio entre o início dos sintomas e o diagnóstico positivo foi de 4 meses (± 0,95), com extremos entre 1 e 61 meses.

1.4. Procedimentos de diagnóstico

1.4.1. Dados clínicos

O exame abdominal revelou uma massa abdominal em 3 casos da nossa série, todos relacionados com cancro do ovário. A percussão levou-nos a suspeitar de ascite peritoneal em 4 casos de cancro do ovário.

O exame do espéculo e o toque vaginal, associados à palpação abdominal, permitiram detetar três massas cervicais suspeitas, duas das quais foram posteriormente relacionadas com cancro do colo do útero e apenas uma com cancro do endométrio que tinha invadido o colo do útero.

1.4.2. Dados de imagiologia

A orientação diagnóstica baseou-se na ecografia endovaginal, que foi realizada em todas as doentes da nossa série.

Apenas 7 doentes não foram submetidos a RMN abdominopélvica, tendo todos eles sido tratados antes de 2009.

6 outros pacientes não foram submetidos a um exame TAP como parte do trabalho de extensão.

1.4.3. Marcadores tumorais

O CA 125 foi pedido em 16 doentes com suspeita de quisto do ovário, ou seja, em

80% dos casos (16/20). O seu valor era patológico em 87,5% dos casos (14/16).

1.4.4. Histeroscopia / Laparoscopia de diagnóstico

A histeroscopia foi realizada em todos os casos de cancro do endométrio e em dois casos de cancro do ovário, em resposta à ocorrência de metrorragia.

Todas as doentes com suspeita de cancro do ovário foram submetidas a fluoroscopia diagnóstica primária para realizar o estadiamento intra-operatório e confirmar os achados radiológicos.

Todas as doentes tinham sido submetidas a biópsias adicionais (endométrio/ovário) após estes dois procedimentos endoscópicos.

Três doentes tinham sido submetidas a biópsia cervical sob anestesia no bloco operatório, de que resultaram dois cancros do colo do útero e uma doente com extensão do cancro do endométrio ao colo do útero.

1.4.5. Anatomopatologia

Foi efectuado um exame extemporâneo em 9 doentes quando se verificou uma discrepância entre a radiologia e o aspeto intra-operatório. Todas estas doentes tinham cancro do ovário.

1.4.5.1. Cancro do ovário

Dos 18 casos de cancro do ovário: 16 (88,9%) eram do tipo adenocarcinoma seroso (90%) e dois do tipo endometróide. Treze doentes (72, 2%) tinham classificação FIGO estádio III.

Duas doentes apresentavam o estádio 1 da FIGO. Tinham cancro do endométrio síncrono.

1.4.5.2. Cancro do endométrio

O cancro do endométrio era endometróide em 71,4% dos casos (25/35) e não endometróide nos restantes 28,6%.

Vinte e sete casos de cancro do endométrio (77,1%) foram diagnosticados no estádio 1 das classificações FIGO, incluindo 16 casos no estádio IC da antiga classificação FIGO de 1989.

1.4.5.3. Cancro do colo do útero

A nossa série incluiu 2 casos de carcinoma de células escamosas do colo do útero diagnosticados no estádio IB1 da FIGO 2018.

1.4.5.4. Presença de êmbolos linfáticos

A presença de êmbolos linfáticos no exame anatomopatológico foi observada em 9% dos casos, ou seja, 5 doentes no nosso estudo. Duas tinham cancro do colo do útero e 3 tinham cancro do endométrio (Quadro I).

Tabela I:* *Classificação dos casos na população estudada

	Classificação FIGO	*Cancro do colo do útero*	*Cancro de O endométrio*	*Cancro do ovário*
2002-2009	FIGO 1989	-	**21 casos** Fase -IC: **16** -Fase II: **2**	**8 casos** -Fase II: **2** -Fase III: **6**

			-Fase III: 3	
2010-2018	FIGO2009	- -- - -	**8 casos** Fase I(*): **2** Fase I A tipo 2: **1** Fase IB: **3** Fase II: **2**	**8 casos** -Fase I(*): **2** -Fase IIB: **1** -Fase IIIB: **2** -Fase IIIC: **3**
2019-2021	FIGO 2018	**2 casos** (fase IB1) - - -	**6 casos** Fase I, tipo 2: **2** Fase IB: **3** Fase II: **1**	**2 casos** - Fase III B: **1** - fase IIIC: **1**
Total de casos		**2**	**35**	**18**

(*) Caso de cancro síncrono do ovário e do útero.

1.5. Tratamento: dissecção de gânglios linfáticos

1.5.1. Curativo pélvico

A curetagem pélvica foi efectuada em todos os doentes da nossa série.

1.5.2. Curagem lombo-aórtica

Três quartos dos nossos doentes beneficiaram de um curativo pélvico e lombo-aórtico completo, enquanto que os restantes 25,5% (14 doentes) foram submetidos apenas a um curativo pélvico único, apesar de estar indicada a MLC.

No total, 41 doentes foram submetidas a uma cirurgia pélvica e lombo-aórtica: 23 tinham cancro do endométrio, 17 cancro do ovário e um cancro do colo do útero (Figura 14).

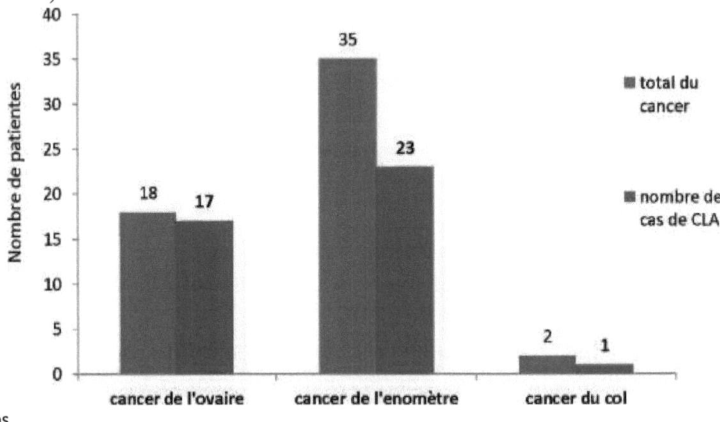

Cancros

***Figura 14:** Distribuição do tratamento lombo-aórtico de acordo com os cancros*

1.5.3. Número de gânglios linfáticos recolhidos

O número médio de nódulos removidos durante a cura foi de 28 por cura, com extremos que variaram entre 10 e 58 nódulos.

A mediana do número de nódulos lombo-aórticos removidos foi de 8, com extremos entre 2 e 19.

Nos casos de cancro do ovário, observou-se uma ALC positiva em 10 doentes de 17 ALCs práticas (58%) e todas se encontravam em estádio avançado (IIB e superior). Em todos estes casos, a curetagem pélvica também era positiva. Além disso, duas doentes (11%) apresentavam envolvimento dos gânglios linfáticos pélvicos sem invasão lombo-aórtica associada.

No que diz respeito ao cancro do endométrio, verificou-se um ALC positivo em 6 doentes (26%). Num terço dos casos, o cancro estava em fase inicial e localizado no útero (Quadro II).

***Quadro II:* Repartição dos casos por tipo e estádio do cancro**

Tipo de cancro	*Número de casos*	*CLA concluído*	*CLA positivo*	*Estádio*
Ovário	18	17	10	9: fase III 1: fase IIB
Endométrio	35	23	6	2: Fase IB 1: fase II 3: fase III
Colarinho	2	1	0	

CLA: curagem lombo-aórtica

1.5.4. Tempo necessário para a limpeza

A mediana do tempo de operação para todo o procedimento cirúrgico, para todos os cancros combinados, foi de 5 horas (± 0,11), com extremos entre 2 e 8 horas.

O tempo médio necessário para o curativo pélvico e lombo-aórtico foi de 185 minutos mais ou menos 15 minutos, com um mínimo estimado em 105 minutos e um máximo estimado em 280 minutos.

A ALC está associada a um prolongamento do tempo de funcionamento entre 1 e 3 horas, com um prolongamento médio de 1 hora e 10 minutos.

1.5.5. Complicações da cura

1.5.5.1. Complicações intra-operatórias

Registámos a ocorrência de 30 complicações durante a fase intra-operatória. De acordo com a nova classificação "ClassIntra" de eventos intra-operatórios, essas complicações foram distribuídas de acordo com o seu grau da seguinte forma: Grau 1: 50%, Grau 2: 26,7%, Grau 3: 20% e Grau 4: 3,3% (Figura 15).

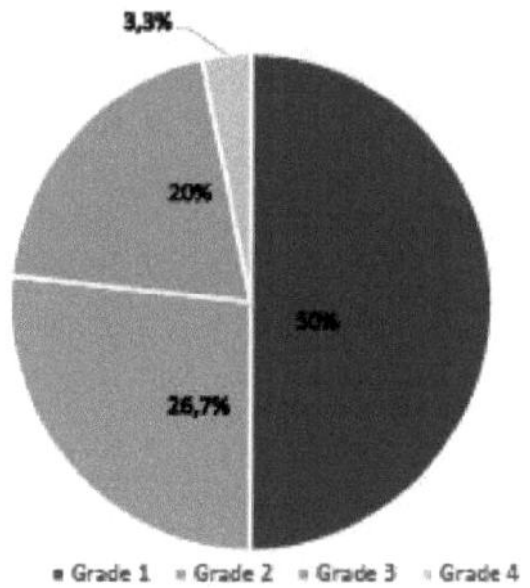

***Figura 15:** Repartição das complicações intra-operatórias por grau*

✓ A maioria das complicações de grau 1 (98,2%) foram hemorragias ligeiras. Além disso, houve um caso de arritmia benigna, como extrassístole ventricular, sem repercussão clínica e com regressão espontânea.

✓ As complicações de grau 2 incluíram um caso de lesão digestiva não transmural que necessitou de sutura e 7 casos de hemorragia vascular de um vaso de médio calibre que foi ligado a tempo.

✓ As complicações de grau 3 incluíram 6 casos de lesões vasculares de grande calibre com instabilidade hemodinâmica que exigiram ligadura ou sutura vascular.

✓ Registou-se apenas uma complicação de grau 4, uma hemorragia com risco de vida que exigiu uma transfusão maciça (Quadro III).

✓ Não se registaram casos de morte (grau 5).

***Tabela III:** Repartição das complicações intra-operatórias por grau*

Grau de complicação intra-operatória de acordo com ClassIntra	*Número de casos*	*Tipo*
Grau 1 :	**15**	Hemorragia: 14 Lesão digestiva: 0 Queimaduras: 0 Arritmia: 1
Grau 2 :	**8**	Hemorragia: 7 Lesão digestiva: 1 Queimaduras: 0 Arritmia: 0
Grau 3 :	**6**	Hemorragia: 6 Lesão digestiva: 0 Queimadura: 0 Arritmia: 0
Grau 4 :	**1**	Hemorragia: 1 Lesão digestiva: 0 Queimadura: 0 Arritmia: 0

1.5.5.2. Complicações pós-operatórias

Registámos 43 complicações pós-operatórias. De acordo com a classificação de eventos pós-operatórios "Clavien-Dindo", estas

As complicações são repartidas por grau da seguinte forma (Figura 16):

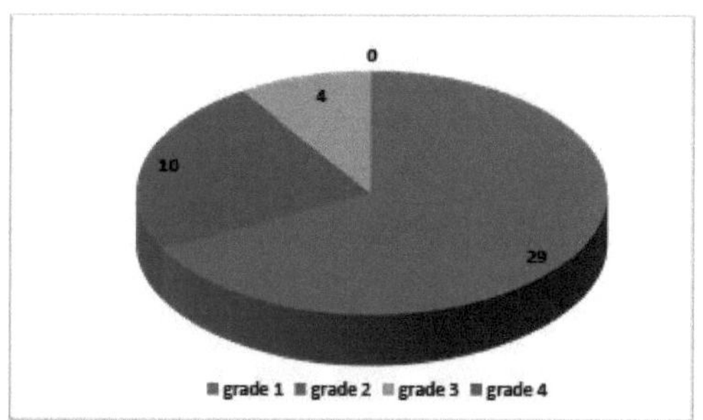

***Figura 16:* Repartição das complicações pós-operatórias por grau**

> Complicações de grau 1: registámos 14 casos de febre pós-operatória, 7 casos de abcesso da parede e 8 casos de ileus prolongado de origem funcional.

> Complicações de grau 2: Registámos a ocorrência de complicações tromboembólicas em 4 doentes. Para além disso, 6 doentes necessitaram de uma transfusão de sangue no pós-operatório.

> No que diz respeito às complicações de grau 3, 4 doentes necessitaram de repetir a cirurgia: duas eram carcinológicas, devido a recidiva local de cancro do colo do útero operável no corte vaginal, e uma era cancro do endométrio. Estas duas doentes pertenciam ao grupo sem CCL. Os outros dois casos de cirurgia de revisão foram por eventração na laparotomia mediana (Tabela IV).

***Quadro IV:* Repartição das complicações pós-operatórias por grau**

Grau de complicação pós-operatória de acordo com o método de Clavien-Dindo	*Número de casos*	*Tipo*
Grau 1	**29**	Febre: 14 Espessura da parede: 7 Ildus prolonga o contrato: 8
Grau 2	**10**	Complicação TE: 4 Transfusões: 6
Grau 3	**4**	Revisão cirúrgica: 4
Grau 4	**0**	

1.5.5.3. Morbidade operatória

A duração média da hospitalização foi de 28 dias, com um mínimo de 14 e um máximo de 60 dias.

Para além disso, apenas um doente necessitou de ser transferido para uma unidade de cuidados intensivos; este foi o doente que apresentou a única complicação intra-operatória de grau 4 (instabilidade hemodinâmica).

1.5.5.4. Complicações específicas do curativo

Estas complicações foram os linfedemas dos membros inferiores em 6 casos (10,9%) e as linfoceles em 11 casos (20%).

1.6. Estudo da sobrevivência global

Independentemente do tipo de cancro, a mediana da sobrevivência global da nossa população foi de 38 meses, com extremos de 5 e 144 meses.

A mediana da sobrevivência global para o cancro do endométrio na nossa série foi de 36 meses [12-98 meses], enquanto a do cancro do ovário foi de 48 meses [5-87 meses] (Figura 17).

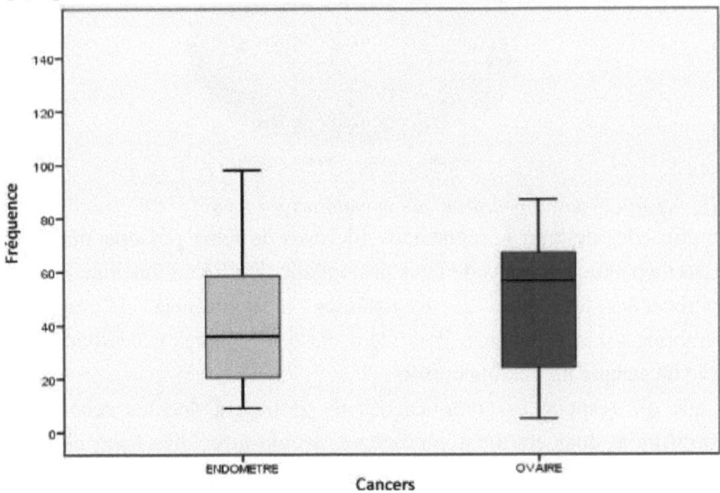

Figura 17: Sobrevivência global por cancro

1.6.1. Sobrevivência até 1 ano

A taxa de sobrevivência de 1 ano para todos os cancros combinados foi de 92,7%. Na nossa série, dois casos de cancro do ovário (3,8%) e um caso de cancro do endométrio (1,9%) não sobreviveram para além de um ano. Ambos pertenciam ao grupo dos cancros da mama (Figura 18).

1.6.2. Sobrevivência 2 anos

A sobrevivência aos dois anos para todos os cancros combinados foi de 67,3%. Para o cancro do endométrio e do ovário, foi de 62,8% e 77,7%, respetivamente (Figura 18).

1.6.3. Sobrevivência 3 anos

A taxa de sobrevivência a 3 anos para todos os cancros combinados na nossa série foi de 56,4%. Para o cancro do endométrio foi de 51,4% e para o cancro do ovário de 66,6% (Figura 18).

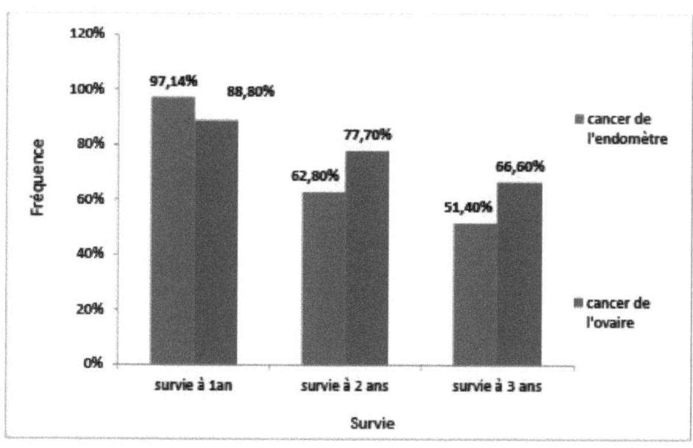

Figura 18: Sobrevivência a 1, 2 e 3 anos por tipo de cancro

1.7. Estudo da reincidência

Registámos 7 casos (12,7%) de recorrência na nossa série; 3 de cancro do endométrio, 3 de cancro do ovário e um caso de cancro do colo do útero. Os 3 casos de recorrência de cancro do ovário encontravam-se todos em estádio avançado (IIB e III). No caso do cancro do endométrio, a recorrência foi observada em diferentes estádios do cancro.

O tempo médio até à recorrência foi de 26,14 meses. Este tempo **foi** de 23,3 meses para o cancro do ovário e de 18,3 meses para o cancro do endométrio (Quadro V).

Quadro V: Estudo da reincidência

Reincidência	*Idade*	*tipo de cance*	*Estadio FIGO do cancro*	*O CLA faz*	*Tempo até à reincidência (meses)*
[er]1 casos	52	Ovário	IIB	+	18
[eme]2 casos	41	Ovário	IIIC	+	45
[eme]3 casos	60	Ovário	IIIC	+	7
[eme]4 casos	58	Endométrio	IB	-	12
[eme]5 casos	52	Endométrio	III	+	6
[eme]6 casos	49	Endométrio	III	-	37
[eme]7 casos	55	colarinho	IB1	-	17

2. ANÁLISE DE DADOS

2.1. Factores associados à não reparação de curativos lombo-aórticos

2.1.1. Idade

A média de idade para o grupo "sem cura lombo-aórtica" foi de 60,85 anos, em comparação com 57,56 anos para o grupo "com cura LA".

Não houve diferença significativa de idade entre os dois grupos.

2.1.2. Índice de massa corporal

²A mediana do índice de massa corporal foi de 37,2 kg/.m para o grupo sem cura e

de 30,4 para o grupo com cura.

Houve diferença significativa no índice de massa corpórea entre os dois grupos (p = 0,02), com área sob a curva igual a 0,77 e valor limiar de 34. Assim, acima de um valor de índice de massa corpórea de 34, o risco de insucesso do curativo lombo-aórtico foi maior (Figura 19).

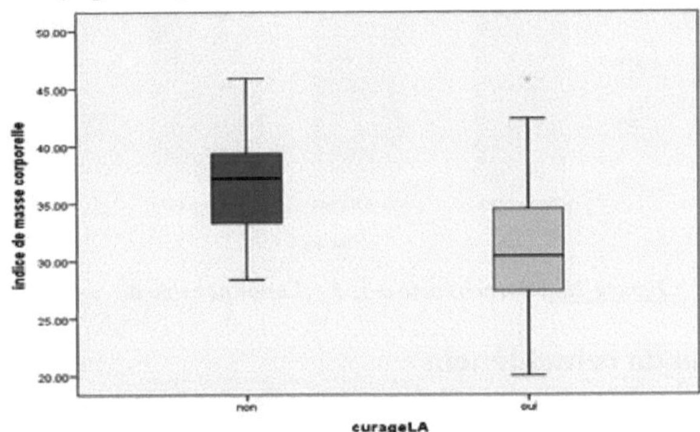

Figura 19: Realização das ALC em função do índice de massa corporal

Dos doentes não submetidos a cirurgia lombo-aórtica, 85,7% eram obesos, enquanto que 53,7% dos doentes submetidos a LAC eram obesos. A diferença entre os dois grupos foi estatisticamente significativa (p=0,03) com um risco relativo de 0,193 [0,38-0,97]).

2.1.3. Pontuação ASA

Relativamente à pontuação ASA, a mediana nos dois grupos foi comparável (mediana igual a 2) e não houve diferença entre os dois grupos (p=0,43).

2.1.4. Cicatriz abdominal

Dos doentes que não tinham tido ALC, 5 tinham o abdómen com cicatrizes (35,7%) em comparação com 8 no grupo ALC (19,5%). A diferença entre os dois grupos não foi estatisticamente significativa (p=0,3).

Além disso, 3 dos pacientes que não receberam ALC (21,4%) tiveram aderências descobertas no intra-operatório, em comparação com 13 no grupo ALC (31,7%). O parâmetro "aderências intra-operatórias" não foi tão significativo (p=0,465).

2.1.5. Complicações da cirurgia pélvica

No nosso estudo, 65% dos doentes (9 casos) do grupo sem ALC tinham tido uma complicação per-operatória durante o curativo pélvico, o que significou que o ALC não foi efectuado. Pelo contrário, no grupo com ALC, 7,3% dos doentes (3 casos) completaram o seu tratamento lombo-aórtico apesar da ocorrência de uma complicação durante o tratamento pélvico.

A diferença entre estes dois grupos foi significativa (p=0,002) com um risco relativo de 0,105 [0,022-0,512] (Figura 20).

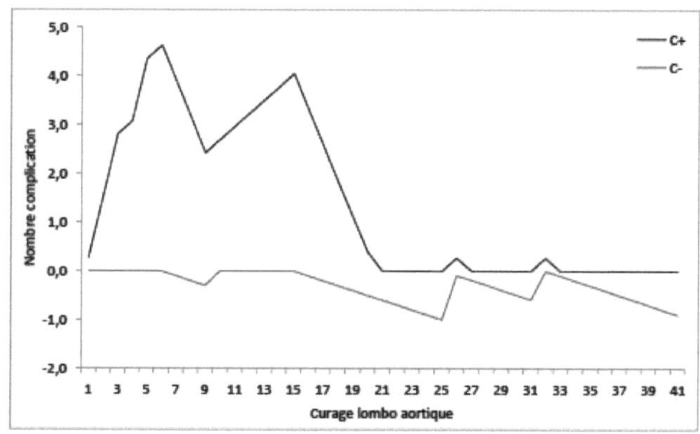

Figura 20: ACL de acordo com o número de complicações durante a cirurgia pélvica

2.1.6. Experiência do operador

Houve uma diferença significativa entre os dois grupos em termos de experiência da equipa cirúrgica. A mediana dos anos de experiência foi de 14 anos no grupo com ALC em comparação com 7 anos no grupo sem ALC (p = 0,04) (Figura 21).

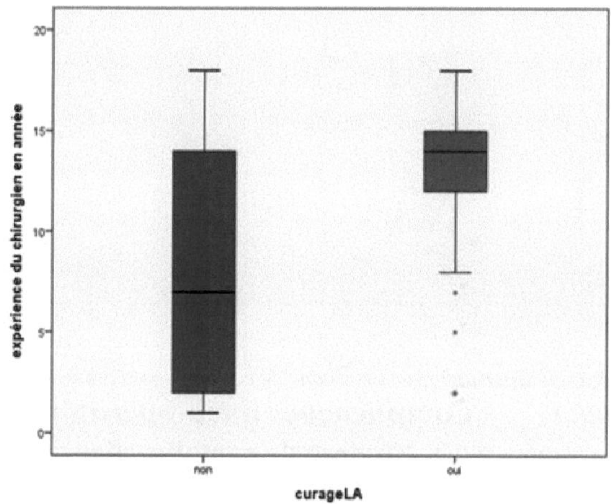

Figura 21: ALC em função da experiência do cirurgião em anos

2.1.7. Tipo de cancro

No grupo CLA 94,4%, 17 de 18 doentes com cancro do ovário tinham sido submetidas a curativo lombo-aórtico, enquanto o mesmo procedimento foi realizado em apenas 65,7% (23 de 35 casos) das doentes com cancro do endométrio. A diferença entre os dois grupos foi estatisticamente significativa (p=0,05).

Num estudo multivariado, apenas a experiência da equipa cirúrgica (p=0,001) e a presença de complicações durante o curativo pélvico (p=0,001) foram factores independentes na não realização do curativo lombo-aórtico (Tabela VI).

Quadro VI: Estudo multivariável dos factores que influenciam o desempenho das sociedades anónimas

	P	OR (IC95%)
Tipo de cancro	**0.184**	**6.259 (0.419 - 93.477)**
Obesite	**0.755**	**1.435 (0.148 - 13.874)**
Complicações da cirurgia pélvica	0.001	13.030 (7.732 - 22.554)
Experiência do operador	0.001	1.411 (1.153 - 1.727)

p: nível de significância, IC: intervalo de confiança

2.2. Morbilidade e complicações da cirurgia lombo-aórtica

2.2.1. Duração da estadia

A duração do internamento hospitalar dos doentes foi comparável nos dois grupos: 31 dias, em média, para o grupo com ALC e 29 dias para o grupo sem ALC (Figura 22).

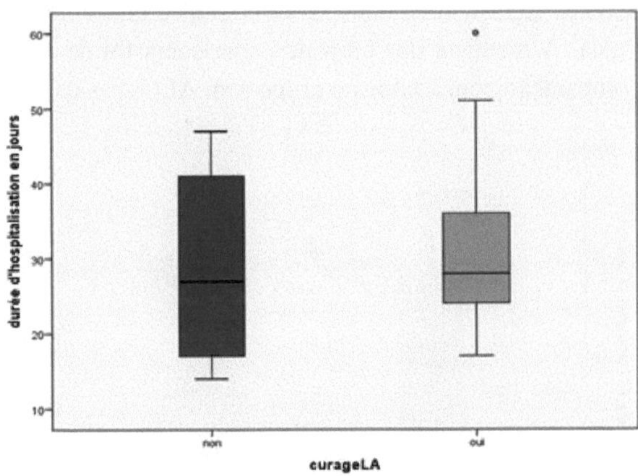

Figura 22: Duração do internamento hospitalar de acordo com a realização ou não de ALC

2.2.2. Complicações intra-operatórias

✓ .2.2.1. Número de complicações

Encontrámos uma taxa de complicações de cerca de 0,98 em média por operação para o grupo com CCT, em comparação com 0,21 em média para o grupo sem curativo. Esta diferença foi estatisticamente significativa (p=0,0001).

✓ .2.2.2. Grau de complicações

✓ Para complicações de grau 1:

Registou-se um total de 10 complicações per-operatórias no grupo com CCT, em comparação com 4 no grupo sem curativo. A diferença não foi estatisticamente significativa (p = 0,74).

✓ Para complicações de grau 2:

Relativamente às complicações de grau 2, contámos 28,6% no grupo sem ALC e 9,8% no grupo com ALC. A diferença não foi significativa (p=0,085).

✓ Para complicações de grau 3:

Foram registadas três complicações de grau 3 em cada grupo, com percentagens respectivas de 7,3% e 21,4%, sem diferença significativa (p=0,144).

✓ Para complicações de grau 4:

Apenas uma complicação de grau 4 foi registada na nossa população e esta ocorreu no grupo CLA.

2.2.3. Complicações pós-operatórias

- A febre pós-operatória esteve presente em 14 casos, ou seja, em 9 casos (22%) no grupo com ALC e em 5 casos (35,7%) no grupo sem curativo. A diferença não foi significativa entre os dois grupos (p=0,307).
- O abscesso de parede foi uma complicação pós-operatória em 7 casos em nosso estudo; 4 no grupo com CL (9,8%) e 3 (21,4%) no grupo sem curativo. A diferença entre os dois grupos não foi significativa (p= 0,258).
- Ocorreram complicações tromboembólicas em 4 casos, todos no grupo do ALC, sem diferença significativa entre os dois grupos (p=0,225).
- O linfedema dos membros inferiores esteve presente no pós-operatório em 6 pacientes: 1 (7,1%) no grupo sem curativo e 5 (12,2%) no grupo com ALC. A diferença entre os dois grupos não foi significativa (p=0,601).
- A linfocele foi encontrada em 11 casos: 10 (24,4%) no grupo com CEC e 1 (7,1%) no grupo sem curativo, sem diferença significativa entre os dois grupos (p=0,164).
- O íleo prolongado foi observado em 8 casos: 7 (17%) no grupo com CEC em comparação com 1 caso (7%) no grupo sem curativo, sem diferença significativa entre os dois grupos (p=0,363).
- A cirurgia de revisão foi indicada em 11 pacientes, sendo 4 (28,6%) no grupo sem curativo e 7 (17,1%) no grupo com ALC. Não houve diferença significativa entre os dois grupos (Tabela VII).

***Tabela VII:** Descrição das complicações intra e pós-operatórias de acordo com a realização ou não de CCL*

		Grupo CLA	*Grupo sem limpeza*	*Valor de p*
Duração da estadia (dias)		31	29	NS
	Número de complicações intra-operatórias	17	13	0.0008
Complicações por operações	Complicações de grau 1	24.3%	28.5%	NS
	Complicações de grau 2	9.8%	28.6%	NS
	Complicações de grau 3	7.3%	21.4%	NS
	Complicação de grau 4	2.4%	0	NS
	Febre pós-operatória	22%	35.7%	NS
	Abces do muro	9.8%	21.4%	NS
Complicações pós-operatório	Complicações tromboembólicas	9.8%	0	NS
	Transfusão	12.1%	7.1%	NS
	Linfedema	12.2%	7.1%	NS

	Linfocele	24.4%	7.1%	NS
	Ildus prolonga o contrato	17%	7.1%	NS
Revisão cirúrgica		17.1%	28.6%	NS

ALC: cirurgia lombo-aórtica, p: grau de significância, NS: não significativo

2.3. Recidiva da doença

Registámos a ocorrência de recidiva tumoral em 7 doentes: 5 (35%) no grupo sem ALC e 2 (4,87%) no grupo com ALC. A diferença foi significativa entre os dois grupos (p=0,002).

Na nossa série, independentemente do tipo e do estádio do cancro, a ALC foi associada a uma menor taxa de recorrência.

> Para o cancro do endométrio :

O risco relativo de recorrência foi de 0,13 (0,021- 0,84). A taxa de recorrência no grupo sem cura foi de 16,6%, enquanto que foi 4,3% mais baixa no grupo com CCT, mas a diferença não foi significativa (p= 0,21).

As 3 doentes que tiveram uma recidiva encontravam-se no estádio IB (1 doente no grupo sem ALC) e no estádio III para as outras duas doentes (grupo ALC). A análise estatística mostrou que havia uma diferença significativa a favor da ALC nos estádios iniciais do cancro do endométrio (p=0,0009). No entanto, não houve diferença na recorrência entre os dois grupos nos estádios avançados (p=0,89).

Na nossa série, o ALC foi associado a uma menor taxa de recorrência no cancro do endométrio inicial.

> Para o cancro do ovário:

A taxa de recidiva no grupo de CLC foi de 21,42%, enquanto o doente que não foi submetido a curativo não teve recidiva. A diferença não foi significativa (p= 0,64).

Todos os doentes que apresentaram uma recidiva tinham um estádio avançado de cancro (3/14) e todos eles tinham tido um CCL. A comparação entre os dois grupos não mostrou diferenças significativas (p=0,58).

Na nossa série, a ocorrência de recidiva do cancro do ovário não esteve relacionada com a realização ou não de ALC. A recidiva foi mais frequente nas formas avançadas (Tabela VIII).

***Tabela VIII:** Taxas de recorrência por tipo de cancro e realização ou não de ALC*

Tipo de cancro	*Reincidência*	*Grupo CLA*	*Grupo sem limpeza*	*Valor de p*
Taxa de reincidência na série		4.87%	35%	**0,002 significativo**
Cancro do endométrio	Taxa de reincidência	1/23	2/12	0.21
	Fase inicial	0/11	1/11	**0,0009 significativo**
	Fase avançada	1/24	1/24	0.89
Cancro do ovário	Taxa de reincidência	3/14	0/1	0.64
	Fase avançada	3/10	0/1	0.58

p: grau de significância, CLA: curagem lombo-aórtica

2.4. Sobrevivência dos doentes

2.4.1. Sobrevivência em ambos os grupos

Independentemente do tipo de cancro ginecológico pélvico, a sobrevivência global no grupo com CCL foi de 45 meses, em comparação com 36 meses no grupo sem CCL, e não houve diferença significativa entre os dois grupos (Figura 23).

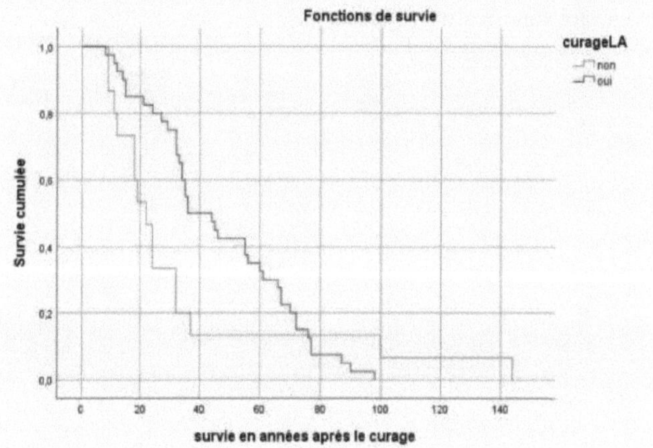

***Figura 23:** Curva de sobrevivência global para os grupos "ALC" e "sem ALC*

2.4.2. Sobrevivência em ambos os grupos de acordo com o tipo de cancro

Comparámos os dois grupos em termos de sobrevivência de acordo com o tipo de cancro.

Para o cancro do endométrio, não houve diferença entre os dois grupos em termos de sobrevivência global, sobrevivência a 1 ano, sobrevivência a 2 anos. No entanto, a sobrevivência aos 3 anos foi melhor no grupo CLA com uma diferença significativa (p=0,02).

Para o cancro do ovário, a sobrevivência global foi melhor para o grupo CLA (46,65 vs 37 meses), mas a diferença não foi significativa (p=0,68). Da mesma forma, não houve diferença entre os dois grupos em termos de sobrevivência em 1 ano, 2 anos e 3 anos.

2.4.3. Sobrevivência sem recidiva

> Para o cancro do endométrio (Figura 24A) :

A sobrevivência livre de recorrência foi melhor no grupo com ALC e a diferença foi estatisticamente significativa (p=0,002) aos 23 meses no grupo sem ALC e aos 38 meses no grupo com ALC.

A sobrevivência livre de recidiva aos 3 anos foi de 61% para o grupo com CLC em comparação com 16,7% para o grupo sem cura. A diferença foi significativa (p= 0,002) e o RR foi de 7,77 (1,37-44).

> Para o cancro do ovário (Figura 24B) :

A sobrevivência livre de recorrência foi melhor no grupo CLA, mas a diferença não foi significativa entre os dois grupos, com uma taxa de 45 vs 37 meses.
A sobrevivência livre de recidiva aos 3 anos foi de 57,1% para o grupo CLA, enquanto o único doente do grupo não-CLA sobreviveu 3 anos sem recidiva da doença.
e a diferença não foi significativa (Quadro IX).

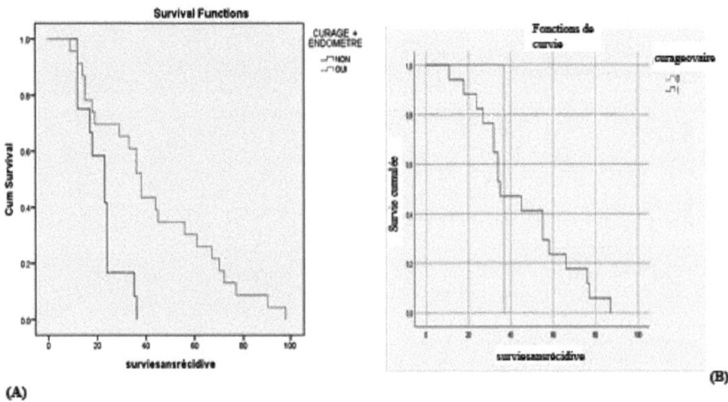

Figura 24: Sobrevivência sem recidiva para o cancro do endométrio e o cancro do ovário de acordo com o estádio do CCL

Tabela IX: Comparação entre o grupo com ALC e sem ALC em termos de sobrevivência e recorrência por tipo de cancro

Tipo de cancro	*Sobrevivência*	*Grupo CLA*	*Grupo sem limpeza*	*Valor de p*
Cancro de O endométrio	Sobrevivência global	45 meses	24 meses	0.38
	Sobrevivência a um ano	22/23	12/12	0.46
	Sobrevivência aos 2	17/23	5/12	0.06
	Sobrevivência aos 3 anos	15/23	3/12	**0.02** significativo
	Sobrevivência sem recidiva	38 meses	23 meses	**0.002** significativo
	Sobrevivência sem recidiva aos 3 anos	14/22	1/10	**0.004** significativo
Cancro de ovário	Sobrevivência global	46,65 meses	37 meses	0.68
	Sobrevivência até um ano	15/17	1/1	0.71
	Sobrevivência aos 2	13/17	1/1	0.582
	Sobrevivência aos 3 anos	11/17	1/1	0.46
	Sobrevivência sem recidiva	45 meses	37 meses	0,72
	Sobrevivência sem recidiva aos 3 anos	8/14	1/1	0.6

ALC: curagem lombo-aórtica, p: grau de significância

Em termos de sobrevivência, na nossa série, a utilização de ALC para o cancro do endométrio resultou numa melhor sobrevivência de 3 anos e numa sobrevivência livre de recorrência. No entanto, este efeito benéfico do ALC não foi demonstrado no cancro do ovário. Admitimos que a sobrevivência no cancro do ovário possa estar ligada a outros factores que não pudemos estudar, nomeadamente a ausência de resíduos tumorais durante a cirurgia.

4 DISCUSSÃO

1. PRINCIPAIS RESULTADOS

O nosso estudo foi realizado durante um período de 18 anos e incluiu 85 casos de cancro ginecológico em que foi indicado o tratamento lombo-aórtico.
Relativamente ao perfil epidemiológico da nossa população, a idade média foi de 58,4 anos [39 e 75 anos]. Onze doentes (20%) tinham antecedentes de cancro ginecológico. A metrorragia e a descoberta de uma massa pélvica foram os sintomas mais comuns na nossa série, ocorrendo em 45,5% dos casos.
Os factores estatisticamente correlacionados com a não realização de curativo lombo-aórtico que conseguimos identificar foram a obesidade, a presença de complicações durante o curativo pélvico, o tipo de cancro e os anos de experiência da equipa cirúrgica. Na análise multivariada, apenas a experiência do cirurgião e as complicações durante a ressecção pélvica foram determinantes.
Observamos a presença de 30 complicações intra-operatórias divididas em graus: Grau 1 (50%), Grau 2 (26,7%), Grau 3 (20%) e Grau 4 (3,3%). Não houve nenhum caso de óbito no pré-operatório. Verifica-se que a ALC está associada a um aumento da taxa de complicações intra-operatórias, mas sem diferença significativa para as complicações de grau avançado.
Foram registadas 43 complicações pós-operatórias: Grau 1 (67,4%), Grau 2 (23%) e Grau 3 (9,3%). Não houve diferença entre os grupos de curativos e não-curativos.
A recorrência foi mais frequente no grupo sem cura. Para o cancro do endométrio, a ALC foi associada a uma menor taxa de recorrência nas fases iniciais. No entanto, no caso do cancro do endométrio, o procedimento de CLC não reduziu a taxa de recorrência.
A mediana da sobrevivência global para a nossa população foi de 38 meses, ou seja, 45 meses no grupo com ALC e 36 meses no grupo sem ALC.
A análise da sobrevivência por tipo de cancro mostrou que o ALC melhorou significativamente a sobrevivência aos 3 anos e a sobrevivência sem recorrência no cancro do endométrio.

2. PONTOS FORTES E FRACOS DA NOSSA ESTUDO

Os pontos-chave do nosso estudo foram :

- Trata-se de um tema pouco abordado na literatura tunisina, o que torna este estudo ainda mais importante, uma vez que nos permitirá estudar as caraterísticas desta patologia na nossa população.
- Os doentes foram selecionados durante um longo período de 18 anos.
- Esta é a maior série de estudos efectuados na Tunísia sobre a cirurgia lombo-aórtica.
- Identificámos vários factores que limitam a utilização da cirurgia lombo-aórtica nos cancros ginecológicos pélvicos.
- Analisámos os resultados descritivos por grupo e também por tipo e estádio do

cancro, o que nos permitiu tirar algumas conclusões.

O nosso estudo foi limitado por :

- Limitações metodológicas ligadas ao seu carácter retrospetivo e monocêntrico.
- Por vezes, os ficheiros estavam em falta, o que limitava a recolha de dados essenciais.
- Alguns dos doentes perderam o seguimento do tratamento.

3. DADOS EPIDEMIOLÓGICOS

3.1. Caraterísticas dos doentes

Oitenta e cinco pacientes com cancro ginecológico com indicação de curagem lombo-aórtica foram tratadas no Hospital Regional de Ben Arous durante um período de 18 anos. A idade média foi de 58 anos com extremos de 39 a 75 anos. Vinte por cento das doentes tinham uma história familiar de cancro ginecológico e 47% e 42%, respetivamente, tinham uma história de hipertensão arterial e diabetes. A metrorragia foi o sintoma mais comum na nossa série (25 doentes, ou seja, 40%) e o tempo médio entre o início dos sintomas e o diagnóstico de cancro foi de 1 mês. Os dados epidemiológicos do nosso estudo são comparáveis aos da literatura, nomeadamente o estudo de Cartron et al em 2005 [1] e o de Imboden et al (em 279 doentes) [6], cujos dados epidemiológicos são resumidos no quadro seguinte em relação ao nosso estudo (Quadro X).

***Quadro X:** Descrição da população de acordo com os estudos*

	O nosso estudo	*Cartron et al [1]*	*Imboden et al [6]*	*AbuRustum+ Dennis [7]*
Número	55	915	279	100
Tipo de cancro	Endométrio: 33 Ovário: 20 Colarinho: 2	Endométrio: 178 Ovário: 98 Col : 453	Endométrio: 279 Ovário: 0 Colarinho: 0	Endométrio: 100 Ovário: 0 Colarinho: 0
Idade média	58	45	62,8	58,4
IMC (kg/m^2)	32,7	25,1	28,1	39,3
Nuliparite	30,9%	-	25,7%	-
Correio menopausa	81,8%		87,8%	
Cicatriz abdominal	25,5%	-	-	44,1%

IMC: índice de massa corporal

3.2. Caraterísticas do procedimento

3.2.1. Viabilidade

A exequibilidade e a eficácia da técnica cirúrgica da ALC na nossa série foram comparáveis às relatadas na literatura. A taxa de sucesso foi de 74,5%. Esta taxa foi de 79,6% para Zdenek [8] e 83% para Altgassen [9]. No estudo do Sr. Cartron [1], efectuado com uma amostra maior, o procedimento de curagem falhou em apenas 16 dos 1.102 casos, ou seja, uma taxa de insucesso não superior a 1,45%. Independentemente do tipo de cancro ginecológico tratado, quando a dissecção linfonodal está indicada, esta deve envolver tanto a zona pélvica como a zona lombo-aórtica, dado o risco comprovado de envolvimento lombo-aórtico isolado em 6% dos casos na literatura [3].

3.2.2. *Tempo de conclusão*

3.2.2.1 Duração da ação

A mediana do tempo operatório no nosso estudo foi de 5 horas, com extremos entre 2 e 8 horas. No entanto, o tempo operatório total não é um fator fiável a considerar, uma vez que a natureza do procedimento cirúrgico associado à cura varia de acordo com o tipo de cancro, o estadio da doença e o seu tipo histológico. No estudo de Deschamps [10], a duração média da cirurgia foi de 215 minutos, com extremos entre 104 e 320 minutos, enquanto que no estudo de Johnson [11], a duração média foi de 310 minutos, o que está de acordo com os resultados do nosso estudo.

3.2.2.2. Duração da limpeza propriamente dita

O tempo médio para curativo pélvico e lombo-aórtico foi de 119,25 minutos no estudo de Altgassen et al [9], enquanto que o tempo médio foi de 244 minutos no estudo de Imboden [6], o que está de acordo com os resultados do nosso estudo, com média de 185 minutos para curativo pélvico + lombo-aórtico por laparotomia. No estudo de Cartron [1], a duração média do curativo foi de 280 minutos para os pacientes operados por laparoscopia.

3.2.3. *Número de gânglios linfáticos recolhidos*

No nosso estudo, a mediana do número de gânglios removidos durante o curativo foi de 28 por curativo, com extremos que variaram de 10 a 58 gânglios, incluindo uma média de 8 gânglios lombo-aórticos [2-19].

Estes resultados foram muito inferiores aos do estudo de Cartron [1] et al, em que o número médio de gânglios removidos foi de 38, com 20 gânglios lombo-aórticos. No entanto, observou-se uma taxa inferior de gânglios removidos, em média, no estudo de Abu Rustum [7] et al, efectuado em 114 doentes durante 8 anos, em que foi removida uma média de 10,7 gânglios por cura, incluindo 5,7 gânglios lombo-aórticos (Quadro XI).

Para Mariani [12], um mínimo de dez gânglios pélvicos e cinco gânglios lombo-aórticos são suficientes, enquanto Benedetti [13] sugere uma ressecção sistemática de pelo menos 25 gânglios pélvicos e 18 gânglios lombo-aórticos para considerar o procedimento preciso. No entanto, estes estudos basearam-se num pequeno número de doentes e, por conseguinte, não têm poder estatístico suficiente para sugerir um número de gânglios linfáticos que defina uma cura adequada.

***Tabela XI:** Caraterísticas do procedimento cirúrgico de acordo com os estudos*

	Altgassen [9]	*Cartron [1]*	*Imboden [6]*	*Abu Rhustum [7]*	*O nosso estudo*
Número	59	1102	58	114	55
Viabilidade	83%	97,93%	---	92%	74.5%
Duração do ato operativo	-	-	244	250	300

Duração da limpeza	142.9	280	---	---	185
Número médio de gânglios linfáticos removidos	31	38	36	16	28
Número de nódulos positivos (em percentagem)	---	47%	---	21%	19%

op: operativo

4. BENEFÍCIOS E INDICAÇÕES DA CURA

4.1. As vantagens da limpeza

A prática da curetagem lombo-aórtica no tratamento dos cancros ginecológicos continua a ser objeto de grande controvérsia. Trata-se de uma técnica cirúrgica delicada e complicada que exige um domínio perfeito da técnica e um bom conhecimento da anatomia da região pélvico-abdominal e das suas variantes. No caso dos cancros pélvicos, a LAC pode ser realizada para fins de estadiamento sistemático, que visa os gânglios linfáticos impalpáveis, a fim de determinar o potencial de progressão e a extensão da doença, especialmente na presença de factores de risco importantes para o envolvimento dos gânglios linfáticos [14].

A dissecção também pode ser necessária em casos de invasão macroscópica, com o objetivo de reduzir a massa tumoral [2,16,17].

Os benefícios da linfadenectomia são duplos: diagnósticos, porque é a técnica mais fiável para avaliar o envolvimento dos gânglios linfáticos, e prognósticos, porque independentemente do local do tumor primário (uterino ou anexial), a sobrevivência das doentes com envolvimento dos gânglios linfáticos é frequentemente mais fraca [2,15].

4.1.1. Cancro do ovário

O objetivo da cirurgia lombo-aórtica e pélvica no cancro do ovário é duplo: uma avaliação precisa do estádio da doença e uma citorredução tumoral óptima, que é um fator prognóstico essencial [2].

Desde 1988 que a FIGO recomenda a avaliação cirúrgica do estado dos gânglios linfáticos pélvicos e lombo-aórticos no cancro do ovário (Anexo 2), uma vez que o envolvimento dos gânglios linfáticos é frequente e pouco sistemático nas fases iniciais da doença. É cerca de 14% no estádio I e 28% no estádio II [2, 5, 18].

Uma revisão da literatura mostra que as metástases linfonodais podem ser encontradas tanto na região pélvica como na região lombo-aórtica, sem correlação significativa, podendo também ser contralaterais ao tumor do ovário ou bilaterais [2]. Na nossa série não registámos nenhum caso de linfonodomegalia. De facto, em todos os casos de invasão linfonodal lombo-aórtica (6 casos) havia invasão linfonodal pélvica associada.

A presença de metástases linfonodais lombo-aórticas tem significado pejorativo, pois a sobrevida em 5 anos cai de 70% para menos de 20%, independentemente de outros fatores prognósticos [18-20].

Petru [22] demonstrou o efeito benéfico da ALC na recorrência dos gânglios linfáticos nas fases iniciais do cancro do ovário. De acordo com este autor, a não realização da ALC aumenta o risco de recorrência linfonodal. Melhor ainda, as recorrências parecem ter maior probabilidade de serem peritoneais ou metastáticas quando é efectuada a linfadenectomia lombo-aórtica.

Em contraste, os resultados do ensaio aleatório relatado por Maggioni [13] mostraram que a sobrevivência livre de recorrência a 5 anos e a sobrevivência global não foram estatisticamente diferentes no caso de linfadenectomia ou adenectomia selectiva em comparação com nenhum procedimento linfonodal. Além disso, não houve diferença na recorrência retro-peritoneal.

Na nossa série, 5 doentes encontravam-se numa fase inicial. Todos eles tiveram uma ALC e nenhum deles apresentou uma recorrência.

A cirurgia para estádios avançados baseia-se na importância da cirurgia de redução tumoral [13,17-19]. Na meta-análise de Bristow [21], cada 10% de redução do tamanho do resíduo tumoral aumenta a sobrevida mediana em 5,5%, pelo que a cirurgia de referência atual deve atingir um resíduo tumoral nulo, dando uma sobrevida livre de recidiva a 5 anos de 60%.

Vários autores observaram uma melhoria na sobrevivência global após a ALC nas formas avançadas, comparando o impacto da cirurgia de redução tumoral óptima ou sub-óptima, isolada ou combinada com linfadenectomia [13,16,18,19,21]. Num estudo de 13918 casos de cancro do ovário em estádio III-IV, Chan [22] relatou um aumento significativo na sobrevivência livre de recorrência a 5 anos em doentes que tinham sido submetidas a LAC. No nosso estudo, a sobrevivência livre de recidiva aos 3 anos nas formas avançadas foi melhor no grupo do CCL, mas não houve diferença significativa entre os dois grupos; não foi possível determinar o resíduo tumoral após a cirurgia de redução.

Existem vários argumentos a favor do efeito terapêutico da cirurgia lombo-aórtica. Em primeiro lugar, permite a erradicação direta de localizações metastáticas retro-peritoneais, particularmente nas fases iniciais. Em segundo lugar, a ALC permite um melhor estadiamento do cancro, o que por sua vez permite uma melhor adaptação do tratamento adjuvante [16,17,21].

4.1.2. *Cancro do endométrio*

Em 1988, a FIGO recomendou o estadiamento cirúrgico do cancro do endométrio como alternativa ao estadiamento clínico, que se caracterizava por uma avaliação pré-operatória imprecisa e pela ausência de avaliação dos gânglios linfáticos [3,12].

A exploração cirúrgica continua a ser o método mais exato para identificar metástases linfonodais, permitindo que os tumores inicialmente classificados como estádio I, II, IIIa e IIIb sejam reclassificados como estádio IIIc. Num estudo de 1109 doentes com tumores em estádio clínico I e II, Benedetti demonstrou que as metástases linfáticas estavam presentes em 11% dos casos [23]. Creasman estudou o risco de metástases linfonodais em 621 mulheres com estádio clínico I e II. Verificou que o risco foi de 11%: 9% pélvico e 6% lombo-aórtico [24]. Na nossa série, a taxa de metástases linfonodais para todos os estádios combinados foi de 26%, e num terço dos casos o cancro estava num estádio precoce.

As atitudes são muito controversas em ambos os lados do Atlântico. As recomendações americanas defendem indicações amplas para a LAM, enquanto a escola europeia recomenda a LAM apenas na presença de factores de risco para metástases linfonodais. Atualmente, o estadiamento linfonodal cirúrgico deve ser realizado em doentes com doença de alto risco ou de risco intermédio-alto [3].

A biopsia do gânglio sentinela é uma alternativa aceitável à linfadenectomia sistemática para o estadiamento linfonodal nos estadios I/II [3, 8,14]. De facto, para compensar a linfadenectomia total, que continua a ser um procedimento cirúrgico importante, as sociedades científicas recomendam atualmente a utilização desta técnica do gânglio sentinela [3,6,12].

Embora a ALC pareça necessária para o estadiamento, o seu impacto na sobrevivência, que é um fator decisivo para validar definitivamente a sua indicação, continua por demonstrar [22].

Nos estádios iniciais, a sua contribuição para a sobrevivência global e para a sobrevivência livre de recorrência foi demonstrada em vários estudos como não sendo benéfica. De acordo com Kadar, são necessárias 108 ALCs para salvar uma vida [25]. Trimble, num estudo de 9185 doentes em estádio I, relatou uma melhoria relativa na sobrevivência para tumores de alto grau [26].

Num grande estudo retrospetivo de 12333 doentes, Chan [22] não encontrou qualquer benefício significativo para os tumores de baixo risco. Por outro lado, observou um aumento da sobrevivência aos 5 anos de 76,3 a 81,7% para o estádio Ic de grau 3 e de 82,2 a 90,4% para o estádio II em doentes de alto risco que tinham sido submetidos a LAC.

Em contraste, vários estudos, como os de Togami [15] e Eltabbakh [27], mostraram uma melhor sobrevivência em doentes que tinham sido submetidos a linfadenectomia. Do mesmo modo, no nosso estudo, foi observada uma melhor sobrevivência global e livre de recidiva no grupo do CCL nas fases iniciais da doença.

Havrilesky estudou o impacto da ALC em fases avançadas (IIIC) do cancro do endométrio. Segundo este autor, deixar os gânglios linfáticos macroscopicamente envolvidos reduz a sobrevivência. De facto, a sobrevivência a 5 anos em doentes com envolvimento microscópico e naquelas com envolvimento macroscópico tratadas por linfadenectomia completa foi de 63 e 50% respetivamente, enquanto que foi de 43% se o envolvimento macroscópico residual permaneceu [28].

Fujimoto, numa população de 63 doentes em estádio IIIc, encontrou uma sobrevivência livre de recorrência de 53,9% comparada com 69,1% no caso de linfadenectomia lomboaórtica completa combinada com linfadenectomia pélvica [29].

Mariani [12] e Chan [22] encontraram um benefício da linfadenectomia na sobrevivência de 5 anos para doentes em estádio III ou IV, que estava significativamente relacionado com o número de gânglios linfáticos removidos.

4.1.3. *Cancro do colo do útero*

O envolvimento dos nódulos é um importante fator de prognóstico no cancro do colo do útero. A taxa de sobrevivência no estádio I situa-se entre 80% e 98%, caindo para menos de 50% na presença de metástases linfonodais [30-32].

Os gânglios linfáticos lombo-aórticos não são considerados gânglios linfáticos regionais. A invasão destes linfonodos faz com que a doença seja classificada como metastática estágio IVB. O risco relativo de morte nos casos de envolvimento lombo-aórtico é estimado entre 4,66 e 6 [30-32].

Pensa-se que a dissecção lombo-aórtica tem um efeito terapêutico, permitindo adaptar o tratamento adjuvante ou neoadjuvante em função dos seus resultados. A extensão do campo de irradiação (combinada com quimioterapia) melhora a sobrevida nos casos de metástases lombo-aórticas [33,34].

A amostragem cirúrgica é o padrão de ouro para a deteção do envolvimento dos gânglios linfáticos nas fases iniciais. De facto, a linfadenectomia pélvica faz parte do procedimento cirúrgico para o tratamento do cancro do colo do útero em fase inicial [31,33,35]. No entanto, o seu valor terapêutico não é bem compreendido, embora a radioterapia isolada, mesmo que proporcione os mesmos resultados em termos de sobrevivência, seja mais mórbida do que a LAC [31,33,36].

O tratamento padrão para o cancro do colo do útero localmente avançado (estádios Ib2, IIA >4 cm, IIb, III e IVA e/ou na presença de metástases nos gânglios linfáticos) baseia-se atualmente na quimio-radioterapia neoadjuvante concomitante com ou sem braquiterapia [30,31,36]. Esta abordagem foi agora validada, confirmando o benefício da quimioterapia incluindo cisplatina [32,37].

A remoção dos gânglios lombo-aórticos metastáticos parece ter um impacto na sobrevivência dos doentes [35,39]. Marnitz [34] relatou que a remoção de mais de 5 linfonodos lombo-aórticos metastáticos estava associada a um aumento na taxa de sobrevida livre de recorrência. Ele também observou que, após a CLC, a taxa de sobrevida era semelhante em pacientes com invasão linfonodal e naqueles sem invasão linfonodal.

Holcomb, num estudo retrospetivo de 274 doentes nos estádios IIB a IVA, encontrou uma melhoria significativa na sobrevivência [38].

Atualmente, dada a morbilidade associada à radioterapia adjuvante e a dificuldade de realizar cirurgia no CCL após a radioquimioterapia inicial, vários autores propõem o estadiamento pré-terapêutico por via laparoscópica [35,39,40]. Em 2013, Gouy destacou a perspetiva da cirurgia minimamente invasiva por via extraperitoneal no cancro do colo do útero localmente avançado, demonstrando a sua exequibilidade e o ganho em termos de sobrevida na era da PET-CT quando integrada com a radioquimioterapia com extensão dos campos de irradiação no caso de adenopatia lombo-aórtica metastática [39].

4.2. Indicações para a ALC nos cancros ginecológicos pélvicos

✓ No cancro do ovário, a ALC é essencial durante a cirurgia inicial com o objetivo de obter uma ressecção completa (zero resíduos). Se este objetivo não puder ser alcançado durante a cirurgia inicial, o reestadiamento linfonodal adicional pode ser considerado como uma opção durante a cirurgia de intervalo após a quimioterapia neoadjuvante [3,16].

No cancro do endométrio, o estadiamento linfonodal cirúrgico deve ser realizado em doentes com doença de alto risco ou de risco intermédio e em cancros do endométrio do tipo 2. Por outro lado, a linfadenectomia sistemática não é recomendada no grupo de risco baixo e intermédio. A biopsia do gânglio linfático sentinela pode ser considerada para o estadiamento em doentes deste grupo. Neste grupo, não é recomendada em doentes sem invasão do miométrio [3].

Quando é efectuada uma linfadenectomia sistemática, sugere-se a dissecção dos gânglios linfáticos pélvicos e infra-renais para-aórticos. A dissecção dos gânglios linfáticos é um procedimento de estadiamento que permite a adaptação do tratamento adjuvante [3,40].

✓ No cancro do colo do útero, não existe consenso quanto ao tratamento lombo-aórtico [30,31].

Para os estádios inferiores a Ib2, o curativo pélvico é de importância primordial na orientação do tratamento adjuvante. O curativo lombo-aórtico é efectuado se o curativo pélvico for positivo [30].

Para os estádios Ib2, Iia, IIb, III e IVa, o tratamento de referência é a radioquimioterapia concomitante. A dissecção lombo-aórtica é indicada como opção, melhor realizada com PET e cirurgia minimamente invasiva [31,41].

5. LIMITES DA LIMPEZA LUMBO-AÓRTICO

5.1. Idade e co-morbilidades

Atualmente, não existe evidência sólida que sugira que a idade seja um fator limitante na cirurgia lombo-aórtica. De facto, a idade e as comorbilidades têm sido pouco estudadas na literatura, e apenas alguns estudos abordaram estes dois parâmetros. Mariani [12] e Benedetti [42] suspeitaram da presença de comorbidades relacionadas à idade como um fator que poderia inviabilizar o procedimento de curativo por uma complicação intra-operatória ou encorajar a conversão laparoscópica quando o curativo fosse iniciado por via laparoscópica.

No recente estudo de Asa Akesson, a idade e a presença de comorbidades não aumentaram significativamente a taxa de complicações durante o curativo pélvico e lombo-aórtico [43].

Para o nosso estudo, não houve diferença significativa de idade entre os dois CLEs e sem CLA, não sendo este fator retido como determinante para limitar a utilização dos CLAs.

5.2. Índice de massa corporal

Em 2001, Scribner [44] apresentou a maior série de pacientes "obesos" tratados por laparoscopia. Relatou que a obesidade parece ser o único fator limitante ao tratamento da lombo-aórtica, principalmente quando realizado por laparoscopia. O estudo de Cartron também confirmou que a obesidade é o principal fator de insucesso dos procedimentos de cura da lombo-aorta [1]. No estudo de Ucella [45], a taxa de sucesso caiu de 82,1% para um IMC menor que 35 para 44,4% para um IMC maior que 35.

O recente estudo de Asa Akesson [43] demonstrou que um valor de IMC superior a 30 estava significativamente associado a um aumento da taxa de complicações intra-operatórias durante a cirurgia pélvica e lombo-aórtica.

Em nosso estudo, não encontramos diferença significativa no IMC entre os dois grupos (p=0,02), com uma área sob a curva igual a 0,77 e um valor limiar de 34. Por outro lado, verificámos que acima de um valor de IMC de 34, o risco de falência da cirurgia lombo-aórtica foi maior, com uma diferença significativa (p=0,03).

5.3. Presença de gânglios linfáticos fixos

Nos estudos de Dargent [46], Chapron [47] e Cartron [1], a presença de linfonodos fixos durante o curativo lombo-aórtico foi um dos principais fatores de insucesso do procedimento ou laparoconversão quando o curativo foi planejado por crelioscopia, mas a taxa foi de apenas 1 a 2% nas diferentes séries. No entanto, esta continua a ser uma noção antiga que tende a desaparecer nas novas séries, devido ao treino das equipas cirúrgicas e aos progressos da radiologia, que permite a identificação de gânglios suspeitos macroscopicamente em TC ou RMN e a sua biopsia para comprovação histológica [28]. Na nossa série, este pormenor não foi referido nos relatórios operatórios, nomeadamente nos casos de falência da ALC.

5.4. Aderências

No estudo de Abu Rustum, realizado em 204 pacientes, apenas 8% necessitaram de interrupção da cirurgia laparoscópica devido à presença de aderências sólidas, de um total de 43,6% de insucesso na cirurgia lombo-aórtica [9].

No nosso estudo, a taxa de insucesso devido à presença de aderências sólidas foi de 5,45%. A diferença entre os dois grupos não foi significativa (p=0,465) e não consideramos este fator como limitante para a realização da ALC, pelo menos por laparotomia.

5.5. Complicações durante a cirurgia pélvica

Vários estudos demonstraram que o curativo pélvico isolado, particularmente quando efectuado por laparotomia, aumenta o risco de complicações per-operatórias. No estudo multicêntrico de Palomba et al [48] em 1174 doentes com cancro do endométrio operável, foi demonstrado que a ocorrência de complicações durante o curativo pélvico foi responsável por 8 casos de insucesso do procedimento de cura, embora isto não fosse estatisticamente significativo. Da mesma forma, nos estudos de Dargent [46] e Asa Akesson [43], as complicações do curativo pélvico não aumentaram significativamente a taxa de insucesso do curativo lombo-aórtico. Ao contrário, em nossa série, a ocorrência dessas complicações esteve relacionada ao risco de insucesso do curativo lombo-aórtico. Após análise multivariada, mantivemos esse fator como determinante do sucesso ou insucesso da CLC.

5.6. Experiência do operador

Setenta e cinco por cento das complicações vasculares intra-operatórias que levaram ao insucesso do procedimento de ALC ocorreram na primeira metade da série de linfadenectomias pélvicas e lombo-aórticas no estudo de Cartron [1]. Chapron estudou o papel da experiência do cirurgião no sucesso da ALC em três estudos. Este autor insiste que a experiência adquirida pelo cirurgião reduz significativamente o número de complicações per-operatórias durante a cirurgia. Este número baixou de 4,86/1000 para 2,36/1000. Com os anos de experiência cirúrgica, tem havido progressos técnicos, nomeadamente nas técnicas de adesiólise, reduzindo assim o número de lesões digestivas [49-51].

O nosso estudo mostrou também que a experiência da equipa cirúrgica teve um papel importante, não só na realização de um curativo lombo-aórtico completo e exaustivo, mas também no número de complicações que impediram a realização deste curativo. A mediana dos anos de experiência foi de 14 anos para o grupo com CEC contra 7 anos para o grupo sem curativo, com uma diferença significativa entre os dois grupos (p = 0,04).

5.7. Tipo de cancro

Na literatura, o tipo de câncer tratado não foi um fator que influenciou a cura da lombo-aórtica, independentemente da técnica cirúrgica [1,6,48]. Em nosso estudo, embora tenhamos encontrado diferença significativa entre câncer de endométrio e câncer de ovário no estudo univariado, este fator não se manteve no estudo multivariado (Tabela XII).

***Quadro XII:** Factores que limitam o êxito das ALC*

Autor	*Ano*	*Número de casos*	*Idade/ morbilidade*	*Obesite*	*Correcções de aderência*	*Gg*	*Complicações durante a cirurgia pélvica*	*Experiência de o operador*	*Tipo de cancro*
Dargent [46]	2000	40						+	
Kohler [52]	2004	606		+					
Cartron [1]	2005	915		-		-			
Ee [53]	2018	100	-		-				
Akesson [43]	2021	556	-	+			+	-	
O nosso estudo	2022	55	-	+	--		+	+	+

gg: gânglio

6. COMPLICAÇÕES DA CIRURGIA LOMBO-AÓRTICA

6.1. Morbilidade (Quadro XIII)

6.1.1. Duração da estadia

Os resultados do nosso estudo relativamente ao tempo de internamento não foram consistentes com a literatura, com uma média de 25 dias, enquanto que a média de dias de internamento se situa entre os 2 e os 5 dias [1,9,44,48].

6.1.2. Duração do ato

O curativo está associado a um prolongamento do tempo operatório entre uma a três horas, com uma extensão média de 1h,10 min na nossa série, o mesmo se aplicando a todas as séries da literatura, com uma média entre 250-300 minutos para o procedimento cirúrgico como um todo, sendo o tempo operatório específico do curativo entre 130 e 180 min [1,5,49-51].

6.1.3. Permanecer nos cuidados intensivos

Na nossa série, apenas um doente foi transferido para os cuidados intensivos. Este conceito permanece pouco claro na literatura, uma vez que todos os estudos foram realizados em hospitais com uma equipa de reanimação treinada.

***Tabela XIII:** Morbilidade de acordo com os estudos*

Morbidade	*Asa Akesson [43]*	*Imboden [6]*	*O nosso estudo*
Número de pacientes	549	279	55
Duração do internamento hospitalar (média)	2-3	4	28
Permanecer nos cuidados intensivos	-	-	1.8%
Duração do funcionamento (em horas)	250-300 min	244 min	280 min
Duração da limpeza (média)	134 min	121 min	185 min
Transfusão	35	---	6
Perda de sangue	-	240 ml	----

avg: média, min: minuto, ml: mililitros.

6.2. Complicações da cura

6.2.1. Complicações intra-operatórias

6.2.1.1. Número de complicações

A utilização da nova classificação publicada no British Medical Journal, em 2020, mudou a perspetiva de estimar o número de complicações e seus graus, principalmente em cirurgias de grande porte como as de cânceres ginecológicos pélvicos [4]. Em conseqüência, há uma grande discrepância entre os resultados encontrados nas maiores séries de curativos lombo-aórticos da literatura.

Uma baixa taxa de complicações intra-operatórias na ALC foi relatada em estudos de Cartron e Imboden, com taxas de 1,96% e 2,5%, respetivamente [1,55]. Por outro lado, altas taxas de até 31% foram encontradas na literatura [2,46,48,53-61].

No nosso estudo, a taxa de complicações intra-operatórias foi de 26,8%. Essa taxa foi igual à relatada por d'Akesson em 2021 [43]. Os resultados do nosso estudo concordam com os deste autor quanto ao facto de a ALC aumentar significativamente a taxa de complicações intra-operatórias.

6.2.1.2. Grau de complicações intra-operatórias

Relativamente às complicações de grau 1, os nossos resultados estão de acordo com a literatura, e parece que a ALC não aumenta este tipo de complicações.

Para os outros graus, a literatura está dividida. Nossos resultados concordam com os relatados por Imboden [6] e Abu Rostum [7] sobre o fato de que a ALC não aumenta as complicações de grau 2 e acima. Por outro lado, Akesson mostrou em seu estudo que esses tipos de complicações estavam correlacionados com a ALC [43] (Tabela XIV).

***Tabela XIV:** Número e grau de complicações intra-operatórias de acordo com os estudos*

	Abu Rustum [7]	*Akesson [43]*	*Imboden [6]*	*O nosso estudo*
Número de pacientes	114	549	279	55
Número de complicações	8	143	7	30
Complicações no grupo CLA	8	103	58	18
Complicações no grupo Falha	0	446	103	12
Complicação Grau 1	7	35	4	15
Valor de p	NS	NS	NS	0.74
Complicação Grau 2, 3, 4	1	108	3	15
Valor de p	NS	< 0,001	NS	NS

ALC: curagem lombo-aórtica, NS: não significativo, p: grau de significância

6.2.2. *Complicações pós-operatórias*

6.2.2.1. Complicações de grau 1

- O abscesso de parede esteve presente em 7 casos em nosso estudo, sem diferença entre os dois grupos. Estes resultados foram semelhantes aos encontrados na literatura [9,43,62-64].
- O íleo prolongado foi observado em 8 casos, sendo apenas um relacionado à obstrução intestinal confirmada radiologicamente e manejada com tratamento conservador, índice semelhante ao encontrado nas diversas séries, variando entre 0 e 3 casos [1,43,57,59,60]. A diferença entre o grupo com ALC e o grupo sem curativo não foi significativa, assim como os dados da literatura.

6.2.2.2. Complicações de grau 2

- Complicações tromboembólicas ocorreram em 4 casos, todos no grupo da ALC. Este número variou de acordo com as diferentes séries, oscilando entre 1 e 3 [9,43,58]. Não encontramos diferença significativa entre os dois grupos. Por outro lado, Akesson demonstrou que este tipo de complicação estava correlacionado com a ALC [43].
- No estudo de Cartron [1] com 915 doentes, cinco necessitaram de transfusão

sanguínea, sendo todos eles portadores de ALC. Na nossa série, foi necessária uma transfusão de sangue em 6 doentes, cinco dos quais eram ACL, pelo que a curagem aumentou significativamente o risco de transfusão de sangue. Estes resultados estão de acordo com os de Akesson [43] e Imboden [62].

6.2.2.3. Linfocele

As linfoceles são a complicação pós-operatória mais frequente da linfadenectomia pélvica e lombo-aórtica, variando de 0,5 a 58% consoante as séries, mas raramente complicadas [1,59,65-68]. A taxa exacta de linfoceles continua a ser difícil de avaliar na nossa série porque não houve um rastreio radiológico sistemático. Apenas as linfoceles sintomáticas foram registadas e tratadas.

A linfocelo sintomático foi encontrado em 11 casos na nossa série: 10 no grupo com CEC e 1 no grupo sem curativo, não havendo diferença significativa entre os dois grupos. O curativo lombo-aórtico parece estar associado a uma maior taxa de linfocelo sintomático, mas sem significância estatística, o que está de acordo com os resultados encontrados na literatura [1,59,65-68] (Tabela XV).

***Tabela XV:** Número de complicações pós-operatórias "com ALC" VS "sem ALC".*

	Abces do muro	*Ileus*	*Complicações tromboembólicas*	*Transfusão*	*Linfocele*
Akesson [43]	NS	-	**P<0,002**	**P<0,002**	-
Cartron [1]	NS	---	NS	---	NS
Panici [42]	-	NS	-	**P=0,006**	-
Rahm [65]	**P=0,01**	---	---	---	NS
A nossa série	4/3 (NS)	7/1(NS)	4/0(NS)	5/1 NS	10/1 NS

NS: não significativo, p: nível de significância

7. PROGNÓSTICO DOS DOENTES TRATADOS COM CURATIVO LOMBO-AÓRTICO

7.1. Cancro do ovário

O ensaio de Magionni et al [13] comparou um grupo com linfadenectomia e outro sem linfadenectomia no cancro do ovário em fase inicial (estádios I-II). A cirurgia dos gânglios linfáticos não pareceu ter um impacto estatisticamente significativo na sobrevivência global das doentes neste ensaio, embora tenha havido uma tendência para melhorar a sobrevivência nas doentes que foram submetidas a uma cirurgia completa dos gânglios linfáticos. Uma das explicações dadas na conclusão do estudo é a falta de poder, devido ao facto de os números serem provavelmente insuficientes para mostrar uma diferença significativa.

Na nossa série, tivemos 18 casos de cancro do ovário, 73% dos quais em estádio avançado. Os casos tratados num estádio pélvico limitado (I-II) pertenciam todos ao grupo CLA e tiveram uma taxa de sobrevivência global de 47,4 meses. Registou-se apenas um caso de recidiva (1/3) nesta fase.

Estes resultados estão de acordo com os encontrados na literatura e podem ser explicados pelo facto de a cirurgia linfonodal completa aumentar a taxa de sobrevivência global e reduzir o risco de recorrência local [18,19,42]. Chambers realizou o primeiro ensaio aleatório sobre o impacto terapêutico da cirurgia lombo-aórtica no cancro do ovário avançado, demonstrando que a cirurgia completa dos gânglios linfáticos era benéfica em termos de sobrevivência livre de recorrência. No entanto, a falta de impacto desta cirurgia sistemática na sobrevivência global das doentes levou à conclusão de que a linfadenectomia completa no cancro do ovário avançado deve ser abandonada [21,34,42]. Em estudos recentes, nomeadamente no estudo de Gouy [2], o ganho de sobrevida entre as doentes com um remanescente milimétrico (inferior a 5 mm) no final da cirurgia e as que foram submetidas a uma cirurgia macroscopicamente completa (sem remanescente visível) é suficientemente sugestivo para definir esta última cirurgia como padrão, envolvendo linfadenectomia intra e retro-peritoneal. O impacto da ALC nos doentes da nossa série foi marcado por uma melhoria considerável em termos de sobrevida global (46,6 meses vs 37) e sobrevida livre de recidiva (45 meses vs 37), mas esta diferença não foi estatisticamente significativa.

7.2. Cancro do endométrio

O valor terapêutico de uma linfadenectomia pélvica bilateral completa, estendendo-se à região lomboaórtica, tem sido sugerido em doentes N+ em termos de sobrevivência global e sobrevivência livre de recorrência. Grandes estudos concluem que existe uma correlação positiva entre o número de gânglios linfáticos removidos e a sobrevivência global [1,23,28,29,39].

O valor terapêutico da ALC foi também estudado por Fujimoto et al [29] na sua série de 63 doentes (estádio IIIC) divididos em dois grupos consoante a realização ou não de ALC. Não foi encontrada diferença significativa na sobrevida entre os dois grupos. Por outro lado, houve um benefício de sobrevivência nos pacientes que receberam ATP se o número de linfonodos pélvicos invadidos fosse maior ou igual a 2. A série de Mariani et al [12], envolvendo 51 pacientes em estádio IIIC, seguindo o mesmo esquema, encontrou um benefício em favor do grupo CLA. Os autores constataram a ausência de recidiva em 85% dos pacientes tratados com linfadenectomia pélvica e lombo-aórtica seguida de radioterapia adjuvante.

No nosso estudo, a cirurgia lombo-aórtica mostrou um ganho estatisticamente significativo em termos de sobrevivência global e sobrevivência livre de recorrência. Da mesma forma, a taxa de recorrência foi muito melhor para o grupo CLA (4,3% vs 16,6%) em cancros localizados. Os nossos resultados estão de acordo com os de Mariani.

7.3. Cancro do colo do útero

No caso de metástases lombo-aórticas de cancro do colo do útero, o prognóstico é muito favorável. A sobrevivência global é de 28% aos 3 anos, e a sobrevivência livre de recorrência é de 15% nos estádios IB2-II. Para os mesmos estadios sem envolvimento lombo-aórtico, estas taxas de sobrevivência são de 88% e 74%, respetivamente [11,21,34,39]. Tendo em conta os resultados muito fracos de

sobrevivência nos casos de envolvimento lombo-aórtico detectados no "encerramento", a linfadenectomia não parece justificar-se no final do tratamento após radioquimioterapia [11,38,41].
A nossa série incluiu duas doentes com 55 e 45 anos de idade com cancro do colo do útero em estádio IB1, uma das quais foi submetida a curagem lombo-aórtica e teve melhor sobrevida global e livre de recidiva do que o grupo sem CCL. A recidiva foi registada aos 17 meses na doente do grupo sem ALC, apesar de uma boa resposta inicial à radioquimioterapia concomitante (Figura 25).

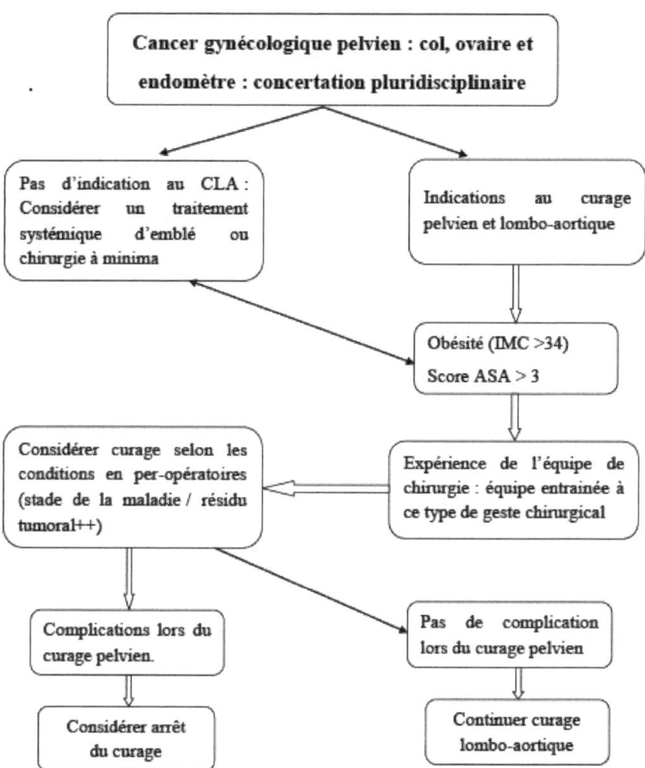

Cancro ginecológico pélvico: colo do útero, ovário e endométrio: consulta multidisciplinar

Sem indicação para ALC: considerar tratamento sistémico imediato ou cirurgia minimamente invasiva

Indicações para a curetagem pélvica e lombo-aórtica

Obesidade (IMC >34) Pontuação ASA > 3

Experiência da equipa cirúrgica: equipa treinada neste tipo de procedimento cirúrgico

Considerar a cura em função das condições intra-operatórias (estádio da doença /

resíduo tumoral++)

Complicações durante a cirurgia pélvica.

Sem complicações durante a cirurgia pélvica

Considerar parar de limpar

Continuar a curagem lombo-aórtica

Figura 25: ***Fluxograma para o tratamento de doentes com cancro ginecológico-pélvico com ou sem indicação para curativo lombo-aórtico***
cancro com ou sem indicação para tratamento lombo-aórtico

5 CONCLUSÃO

A curagem lombo-aórtica (CLA) não é um procedimento trivial e a questão do seu valor prognóstico e terapêutico deve ser abordada. A sua indicação deve ser sistematicamente discutida numa reunião de consulta multidisciplinar. A técnica operatória está hoje perfeitamente codificada, mas este procedimento está associado a uma morbilidade específica e a um aumento da taxa de complicações intra e pós-operatórias.

A fim de determinar os benefícios, as limitações e as possíveis complicações desta técnica cirúrgica, realizámos um estudo retrospetivo que incluiu 85 doentes operadas por cancro ginecológico pélvico com intenção curativa, durante um período de 19 anos, de janeiro de 2003 a dezembro de 2021, no serviço de ginecologia obstétrica do hospital regional de Ben Arous.

O objetivo do nosso trabalho foi estudar o perfil epidemiológico e clínico das doentes, esclarecer as indicações e limitações da cirurgia lombo-aórtica e descrever as complicações intra e pós-operatórias, de modo a determinar o lugar atual desta técnica no tratamento dos cancros ginecológicos.

Na nossa série, os factores associados à não realização de curativo lombo-aórtico no estudo univariado foram o tipo de cancro, a obesidade, a ocorrência de complicações durante o curativo pélvico e a experiência do cirurgião. No estudo multivariado, apenas a experiência da equipa cirúrgica e a presença de complicações durante o curativo pélvico foram factores independentes na não realização do curativo lombo-aórtico.

O nosso estudo comparativo demonstrou ainda que a cirurgia lombo-aórtica foi responsável por um aumento significativo do tempo operatório e do número de complicações intra-operatórias, sem ter impacto na gravidade das mesmas e, melhor ainda, não se verificou um aumento significativo do número ou grau de complicações no pós-operatório.

Em termos de sobrevivência, o ALC para o cancro do endométrio resultou numa melhoria da sobrevivência de 3 anos e da sobrevivência sem recorrência para as pacientes. No entanto, este efeito benéfico do ALC não foi demonstrado no cancro do ovário.

No estudo da recorrência, a ALC foi associada a uma menor taxa de recorrência nas fases iniciais do cancro do endométrio. No entanto, a ocorrência de recidiva do cancro do ovário não estava relacionada com a realização ou não de ALC. A recorrência foi mais frequente nas formas avançadas.

A curetagem lombo-aórtica assume, portanto, toda a sua importância diagnóstica, terapêutica e prognóstica nos cancros do endométrio, quando está indicada. No caso do cancro do ovário, que é frequentemente diagnosticado numa fase avançada da doença, a LAC deve ser realizada caso a caso, em função do estádio e do tipo de cancro, da experiência do cirurgião e do resíduo tumoral estimado no final da cirurgia.

Finalmente, gostaríamos de salientar o valor da consulta multidisciplinar no caso de cancro ginecológico pélvico, de modo a determinar a indicação correta para a cura lombo-aórtica, tendo em conta o equilíbrio entre o benefício terapêutico da carcinologia e o risco de morbilidade e mortalidade peri-operatória.

6 REFERÊNCIAS

[1] Cartron G, Leblanc E, Ferron G, Martel P, Narducci F, Querleu D. [Complicações da linfadenectomia laparoscópica em oncologia ginecológica. Uma série de 1102 procedimentos em 915 pacientes]. Gynecol Obstet Fertil 2005;33:304-14.
[2] Gouy S. Ainda há indicações para a cirurgia lombar-boaórtica nos cancros ginecológicos em 2008? Sim, e mais do que nunca... - Lugar da linfadenectomia para-aórtica nos cancros ginecológicos em 2008. 2008:4.
[3] Concin N, Matias-Guiu X, Vergote I, Cibula D, Mirza MR, Marnitz S, et al. Diretrizes ESGO/ESTRO/ESP para a gestão de doentes com carcinoma endometrial. Int J Gynecol Cancer Off J Int Gynecol Cancer Soc 2021;31:12-39.
[4] Dell-Kuster S, Gomes NV, Gawria L, Aghlmandi S, Aduse-Poku M, Bissett I, et al. Validação prospetiva da classificação de eventos adversos intra-operatórios (ClassIntra): estudo de coorte internacional e multicêntrico. BMJ 2020;370:m2917.
[5] Querleu D, Lanvin D, Elhage A, Henry-Buisson B, Leblanc E. Uma avaliação experimental objetiva da curva de aprendizagem da cirurgia laparoscópica: o exemplo da dissecção de gânglios linfáticos pélvicos e para-aórticos. Eur J Obstet Gynecol Reprod Biol 1998;81:55-8.
[6] Imboden S, Mereu L, Siegenthaler F, Pellegrini A, Papadia A, Tateo S, et al. Segurança oncológica e morbilidade perioperatória no cancro do endométrio de baixo risco com dissecção do nódulo linfático sentinela. Eur J Surg Oncol 2019;45:1638-43.
[7] Abu-Rustum NR, Chi DS, Sonoda Y, DiClemente MJ, Bekker G, Gemignani M, et al. Dissecção laparoscópica transperitoneal de gânglios linfáticos pélvicos e para-aórticos utilizando o coagulador de feixe de árgon e instrumentos monopolares: um estudo de 8 anos e descrição da técnica. Gynecol Oncol 2003;89:504-13.
[8] Holub Z, Jabor A, Bartos P, Hendl J, Urbanek S. Cirurgia laparoscópica em mulheres com cancro do endométrio: a curva de aprendizagem. Eur J Obstet Gynecol Reprod Biol 2003;107:195-200.
[9] Altgassen C. Estabelecimento de uma nova técnica de linfadenectomia pélvica e para-aórtica laparoscópica. Obstet Gynecol 2000;95:348-52.
[10] Deschamps C, Allen MS, Trastek VF, Johnson JO, Pairolero PC. Early experience and learning curve associated with laparoscopic Nissen fundoplication. J Thorac Cardiovasc Surg 1998;115:281-5.
[11] Johnson N. Linfadenectomia pélvica laparoscópica versus convencional para tumores malignos ginecológicos em humanos. Br J Obstet Gynaecol 1994;101:902-4.
[12] Mariani A, El-Nashar SA, Dowdy SC. Lymphadenectomy in Endometrial Cancer: Which Is the Right Question? Int J Gynecol Cancer 2010;20:S52-4.
[13] Maggioni A, Benedetti Panici P, Dell'Anna T, Landoni F, Lissoni A, Pellegrino A, et al. Estudo aleatório de linfadenectomia sistemática em doentes com cancro epitelial do ovário macroscopicamente confinado à pélvis. Br J Cancer 2006;95:699-704.
[14] Salhi Y, Gaillard T, Huchon C, Mezzadri M, Marchand E, Cornelis F, et al. Curagem lombo-aórtica e cancros ginecológicos pélvicos: crelioscopia retroperitoneal ou transperitoneal? Ginecológico' Obstëtrique Fertil Sënologie 2021;49:838-43.
[15] Togami S, Kawamura T, Fukuda M, Yanazume S, Kamio M, Kobayashi H. Curva de aprendizagem e resultados cirúrgicos para cirurgia laparoscópica, incluindo linfadenectomia pélvica, para cancro do endométrio em fase inicial. Jpn J Clin Oncol 2019;49:521-4.
[16] Lavoue V, Huchon C, Akladios C, Alfonsi P, Bakrin N, Ballester M, et al. Gestão do cancro epitelial do ovário. Texto curto elaborado a partir das recomendações conjuntas francesas de FRANCOGYN, CNGOF, SFOG, GINECO-ARCAGY e aprovado pelo INCa. Bull Cancer (Paris) 2019;106:354-70.
[17] Gao J, Yang X, Zhang Y. Linfadenectomia sistemática no tratamento do cancro epitelial do

ovário: uma meta-análise de múltiplos estudos epidemiológicos. Jpn J Clin Oncol 2015;45:49-60.
[18] Onda T, Yoshikawa H, Yasugi T, Mishima M, Nakagawa S, Yamada M, et al. As doentes com carcinoma do ovário em estádio III após linfadenectomia sistemática têm uma sobrevivência semelhante à das doentes em estádio I/II e uma sobrevivência superior à de outras doentes em estádio III. Cancro 1998;83:1555-60.
[19] Zhou J, Shan G, Chen Y. O efeito da linfadenectomia na sobrevivência e recorrência em pacientes com cancro do ovário: uma revisão sistemática e meta-análise. Jpn J Clin Oncol 2016;46:718-26.
[20] Petru E, Lahousen M, Tamussino K, Pickel H, Stranzl H, Stettner H, et al. Lymphadenectomy in stage I ovarian cancer. Am J Obstet Gynecol 1994;170:656-62.
[21] Bristow RE, Tomacruz RS, Armstrong DK, Trimble EL, Montz FJ. Survival effect of maximal cytoreductive surgery for advanced ovarian carcinoma during the platinum era: a meta-analysis (Efeito de sobrevivência da cirurgia citorredutora máxima para carcinoma do ovário avançado durante a era da platina: uma meta-análise). J Clin Oncol Off J Am Soc Clin Oncol 2002;20:1248-59.
[22] Chan JK, Cheung MK, Huh WK, Osann K, Husain A, Teng NN, et al. Papel terapêutico da ressecção de nódulos linfáticos no cancro do corpo endometrióide: um estudo de 12 333 pacientes. Cancro 2006;107:1823-30.
[23] Benedetti-Panici P, Maneschi F, Cutillo G, D'Andrea G, Manci N, Rabitti C et al. Estudo anatómico e patológico dos nódulos retroperitoneais no cancro do endométrio. Int J Gynecol Cancer, 1998;8:322-327.
[24] Creasman WT, Morrow CP, Bundy BN, Homesley HD, Graham JE, Heller PB. Padrões de disseminação patológica cirúrgica do cancro do endométrio. Um estudo do Grupo de Oncologia Ginecológica. Cancer 1987;60:2035-41.
[25] Kadar N. Laparoscopic pelvic and aortic lymphadenectomy. Baillieres Clin Obstet Gynaecol 1995;9:651-73.
[26] Trimble EL, Kosary C, Park RC. Lymph node sampling and survival in endometrial cancer. Gynecol Oncol 1998;71:340-3.
[27] Eltabbakh GH. Análise da sobrevivência após laparoscopia em mulheres com carcinoma do endométrio. Cancro 2002;95:1894-901.
[28] Havrilesky LJ, Kulasingam SL, Matchar DB, Myers ER. FDG-PET para o tratamento do cancro do colo do útero e do ovário. Gynecol Oncol 2005;97:183-91.
[29] Fujimoto T, Nanjyo H, Nakamura A, Yokoyama Y, Takano T, Shoji T, et al. A linfadenectomia paraaórtica pode melhorar a sobrevivência relacionada com a doença em doentes com cancro do endométrio multipositivo em estádio IIIc dos gânglios linfáticos pélvicos. Gynecol Oncol 2007;107:253-9.
[30] Olawaiye AB, Baker TP, Washington MK, Mutch DG. O novo (Versão 9) Comité Conjunto Americano de Cancro estadiamento de tumores, nódulos e metástases para o cancro do colo do útero. CA Cancer J Clin 2021;71:287-98.
[31] Hill EK. Actualizações no tratamento do cancro do colo do útero. Clin Obstet Gynecol 2020;63:3-11.
[32] Delpech Y, Meder C, Rey A, Zafrani Y, Uzan C, Gouy S, et al. Para-Aortic Involvement and Interest of Para-Aortic Lymphadenectomy after Chemoradiation Therapy in Patients with Stage IB2 and II Cervical Carcinoma Radiologically Confined to the Pelvic Cavity. Ann Surg Oncol, 2007;14(11):3223-31.
[33] D^az-Feijo6 B, Acosta U, Torë A, Gil-Ibanez B, Hernandez A, Domingo S, et al. Resultados cirúrgicos da depuração laparoscópica do linfonodo pélvico durante a linfadenectomia aórtica de estadiamento no câncer cervical localmente avançado: um estudo multicêntrico. Cancros 2022;14.

[34] Marnitz S, Kohler C, Roth C, Fuller J, Hinkelbein W, Schneider A. Is there a benefit of pretreatment laparoscopic transperitoneal surgical staging in patients with advanced cervical cancer? Gynecol Oncol 2005;99:536-44.
[35] Mergui J-L, Polena V, David-Montefiore E, Uzan S. [Diretrizes para o seguimento de mulheres tratadas de neoplasia cervical de alto grau]. J Gynecol Obstet Biol Reprod (Paris) 2008;37 Suppl 1:S121-130.
[36] Bhatla N, Aoki D, Sharma DN, Sankaranarayanan R. Cancro do colo do útero: atualização de 2021. Int J Gynaecol Obstet Off Organ Int Fed Gynaecol Obstet 2021;155 Suppl 1:28-44.
[37] Peters WA, Liu PY, Barret RJ, Stock RJ, Monk BJ, Berek JS et al. Concurrent Chemotherapy and Pelvic Radiation Therapy Compared with pelvic radiation therapy alone as adjuvant therapy after radical surgery in high-risk early-stage cancer of the cervix. J. Clin Oncol. 2000;18(8):1606-13.
[38] Holcomb K, Abulafia O, Matthews RP, Gabbur N, Lee YC, Buhl A. The impact of prereatment staging laparotomy on survival in locally advanced cervical carcinoma. Eur J Gynaecol Oncol 1999;20:90-3.
[39] Sëbastien Gouy. Linfadënectomia lombo-aórtica extraperitoneal e de porta única.
no cancro do colo do útero localmente avançado: viabilidade, reprodutibilidade, aspectos ergonómicos e benefício de sobrevivência a Гëre da tomografia por emissão de positrões (PET) acoplada à tomografia computorizada (CT). Medicina humana e patologia. Universite de Lorraine, 2013;2013LORR0095.
[40] Querleu D, Planchamp F, Chiva L, Fotopoulou C, Barton D, Cibula D, et al. Diretrizes da Sociedade Europeia de Oncologia Ginecológica (ESGO) para a Cirurgia do Cancro do Ovário. Int J Gynecol Cancer Off J Int Gynecol Cancer Soc 2017;27:1534-42.
[41] Morice P, Narducci F, Mathevet P, Marret H, Darai E, Querleu D, et al. Recomendações francesas sobre a gestão do cancro invasivo do colo do útero durante a gravidez. Int J Gynecol Cancer Off J Int Gynecol Cancer Soc 2009;19:1638-41.
[42] Panici PB, Maggioni A, Hacker N, Landoni F, Ackermann S, Campagnutta E, et al. Systematic aortic and pelvic lymphadenectomy versus resection of bulky nodes only in optimally debulked advanced ovarian cancer: a randomized clinical trial. J National Cancer Inst 2005;97:560-6.
[43] Akesson A, Wolmesjo N, Adok C, Milsom I, Dahm-Kahler P. Lymphadenectomy, obesity and open surgery are associated with surgical complications in endometrial cancer. Eur J Surg Oncol J Eur Soc Surg Oncol Br Assoc Surg Oncol 2021;47:2907-14.
[44] Scribner DR, Walker JL, Johnson GA, McMeekin SD, Gold MA, Mannel RS. Laparoscopic pelvic and paraaortic lymph node dissection: analysis of the first 100 cases. Gynecol Oncol 2001;82:498-503.
[45] Uccella S, Bonzini M, Palomba S, Fanfani F, Ceccaroni M, Seracchioli R, et al. Impacto da obesidade no tratamento cirúrgico do cancro do endométrio: um estudo multicêntrico que compara a laparoscopia com a cirurgia aberta, com uma análise de proporcionalidade. J Minim Invasive Gynecol 2016;23:53-61.
[46] Dargent D, Ansquer Y, Mathevet P. Technical development and results of left extraperitoneal laparoscopic paraaortic lymphadenectomy for cervical cancer. Gynecol Oncol 2000;77:87-92.
[47] Chapron C, Pierre F, Querleu D, Dubuisson JB. Complicações vasculares importantes da laparoscopia ginecológica. Gynecol Obstet Fertil 2000;28:880-7.
[48] Palomba S, Ghezzi F, Falbo A, Mandato VD, Annunziata G, Lucia E, et al. Conversão em pacientes com cancro do endométrio programadas para estadiamento laparoscópico: uma grande análise multicêntrica: conversões e cancro do endométrio. Surg Endosc 2014;28:3200-9.
[49] Chapron CM, Pierre F, Lacroix S, Querleu D, Lansac J, Dubuisson JB. Lesões vasculares

graves durante a laparoscopia ginecológica. J Am Coll Surg 1997;185:461-5.
[50] Chapron C, Querleu D, Bruhat MA, Madelenat P, Fernandez H, Pierre F, et al. Complicações cirúrgicas da laparoscopia ginecológica diagnóstica e operatória: uma série de 29.966 casos. Hum Reprod Oxf Engl 1998;13:867-72.
[51] Chapron C, Pierre F, Harchaoui Y, Lacroix S, Beguin S, Querleu D, et al. Gastrointestinal injuries during gynaecological laparoscopy. Hum Reprod Oxf Engl 1999;14:333-7.
[52] Kohler C, Klemm P, Schau A, Possover M, Krause N, Tozzi R, et al. Introdução da linfadenectomia transperitoneal num centro de oncologia ginecológica: análise de 650 linfadenectomias transperitoneais laparoscópicas pélvicas e/ou paraaórticas. Gynecol Oncol 2004;95:52-61.
[53] Ee WW, Nellore V, McMullen W, Ragupathy K. Histerectomia laparoscópica para cancro do endométrio: impacto da idade nos resultados clínicos. J Obstet Gynaecol J Inst Obstet Gynaecol 2018;38:734.
[54] Casarin J, Multinu F, Ubl DS, Dowdy SC, Cliby WA, Glaser GE, et al. Adoção de cirurgia minimamente invasiva e diminuição da morbilidade cirúrgica para o tratamento do cancro do endométrio nos Estados Unidos. Obstet Gynecol 2018;131:304-11.
[55] Spirtos NM, Eisenkop SM, Schlaerth JB, Ballon SC. Histerectomia radical laparoscópica (tipo III) com linfadenectomia aórtica e pélvica em pacientes com cancro do colo do útero em estádio I: morbilidade cirúrgica e seguimento intermédio. Am J Obstet Gynecol 2002;187:340-8.
[56] Possover M, Krause N, Plaul K, Kuhne-Heid R, Schneider A. Laparoscopic para-aortic and pelvic lymphadenectomy: experience with 150 patients and review of literature. Gynecol Oncol. 1998;78:19-28.
[57] Bouwman F, Smits A, Lopes A, Das N, Pollard A, Massuger L, et al. O impacto do IMC nas complicações cirúrgicas e nos resultados da cirurgia do cancro do endométrio - Um estudo institucional e uma revisão sistemática da literatura. Gynecol Oncol 2015;139:369-76.
[58] Singh S, Swarer K, Resnick K. O tempo operatório mais longo está associado a um aumento das complicações pós-operatórias em pacientes submetidas a cirurgia minimamente invasiva para cancro do endométrio. Gynecol Oncol 2017;147:554-7.
[59] Jansen FW, Kolkman W, Bakkum EA, De Kroon CD, Trimbos-Kemper TCM, Trimbos JB. Complicações da laparoscopia: um inquérito sobre a técnica de entrada fechada versus técnica de entrada aberta. Am J Obstet Gynecol 2004;190:634-8.
[60] Zikan M, Fischerova D, Pinkavova I, Slama J, Weinberger V, Dusek L, et al. Um estudo prospetivo que examina a incidência de linfoceles assintomáticas e sintomáticas após linfadenectomia em doentes com cancro ginecológico. Gynecol Oncol 2015;137:291-8.
[61] Kohler C, Tozzi R, Klemm P, Schneider A. Linfadenectomia infrarrenal transperitoneal paraaórtica esquerda laparoscópica em pacientes com neoplasias ginecológicas: técnica e resultados. Gynecol Oncol 2003;91:139-48.
[62] Bishop E, Java J, Moore K, Spirtos N, Pearl M, Zivanovitc O et al. Resultados cirúrgicos entre mulheres idosas com cancro do endométrio tratadas por histerctomia laparoscópica: Um estudo do NRG/Grupo de Oncologia Ginecológica. Am J Obstet Gynecol. 2018;218(1):109.e1-109.e11.
[63] Kavoussi LR, Sosa E, Chandhoke P, Chodak G, Clayman RV, Hadley HR, et al. Complicações da dissecção laparoscópica de gânglios linfáticos pélvicos. J Urol 1993;149:322-5.
[64] Freid RM, Siegel D, Smith AD, Weiss GH. Lymphoceles after laparoscopic pelvic node dissection. Urology 1998;51:131-4.
[65] Rahm C, Adok C, Dahm-Kahler P, Bohlin KS. Complicações e factores de risco na cirurgia do cancro vulvar - Um estudo de base populacional. Eur J Surg Oncol J Eur Soc Surg Oncol Br Assoc Surg Oncol 2022;48:1400-6.

[66] Touboul C, Uzan C, Mauguen A, Gouy S, Rey A, Pautier P, et al. Sobrevivência e factores de prognóstico após a cirurgia de coagulação em pacientes com cancro do colo do útero em estádio avançado. Ginecológico' Obstétrico Fertil 2011;39:274-80.
[67] Chemoradiotherapy for Cervical Cancer Meta-Analysis Collaboration (Colaboração para Meta-Análise da Quimiorradioterapia para o Cancro do Colo do Útero). Reducing uncertainties about the effects of chemoradiotherapy for cervical cancer: a systematic review and meta-analysis of individual patient data from 18 randomized trials. J Clin Oncol Off J Am Soc Clin Oncol 2008;26:5802-12.
[68] Colombo N, Creutzberg C, Amant F, Bosse T, Gonzalez-Martin A, Ledermann J, et al. Conferência de Consenso ESMO-ESGO-ESTRO sobre Cancro do Endométrio: Diagnóstico, Tratamento e Seguimento. Int J Gynecol Cancer Off J Int Gynecol Cancer Soc 2016;26:2-30.

7 APÊNDICES

APÊNDICE 1 :
Pontuação ASA (Sociedade Americana de Anestesiologistas)

PONTUAÇÃO ASA

Estado de saúde do doente	Pontuação
Patent sam, en borne santd, Cest a-dine sans attainte organique. physiologique. bichimique ou psychique	1
Malade syst6mique ldgdre, patient pr6$entant une attemte mod6r6e (Tune grande fonction, par example l6gdre hypertension, anбпие, bronchte chrorique ldgfcre	2
Doença sistémica grave ou irreversível. patente que apresenta um sintoma grave de grande gravidade que não conduz à incapacidade, por exemplo, insuficiência cardíaca moderada. debate, hipertensão grave, descompensação cardíaca precoce.	3
Patente que apresenta uma perturbação grave de uma função importante. incapacitante. e que o prognóstico é vital, por exemplo: motor torácico em repouso, pronunciado sistdmiquo rsuffisanco (pulmonar, rdnalc, hdpatic, cardíaco...].	4
Doente moribundo cuja esperança de vida é inferior a 24 horas, com ou sem intervenção cirúrgica	5

APÊNDICE 2:
Classificação FIGO 1988 do cancro do ovário

UICC FIGO 1968		
T3 e/ou N1	III	Tumor que aumenta um ou ambos os ovários com metástases peritoneais confirmadas microscopicamente fora da pélvis e/ou gânglio(s) linfático(s) metastático(s) encontrado(s) em ambos os ovários
T3a	II A	Metástases microscópicas fora da pélvis
T3b	IIIB	Metástases peritoneais macroscópicas fora da pélvis de 2 cm ou menos
T3c	eu	Metástases peritoneais macroscópicas fora da pélvis com mais de 2 cm de comprimento e/ou gânglio(s) linfático(s) metastático(s) regional(ais)

APÊNDICE 3:
Classificação do cancro do endométrio FIGO 1988

* Fase I :

- **IA: não invasivo, limitado ao endométrio**
- **IB: infiltração < 1/2 espessura do miométrio**
- **IC: infiltração " 1/2 espessura do miométrio**

* Fase II:

- 11A: Invasão microscópica das glândulas endocervicais

- HB: Invasão do estroma cervical

* Fase III:

- **IIIA: envolvimento seroso e/ou anexial e/ou citologia peritoneal positiva**
- **IIIB: metástases vaginais**
- **IIIC: metástases nos gânglios linfáticos pélvicos ou paraaórticos**

\- Fase IV:

- VIA: envolvimento da mucosa (> edema bolhoso) da bexiga ou do reto

- IVB: metástases abdominais e/ou & distância e/ou N+ inguinal

APÊNDICE 4:

Classificação do cancro do endométrio FIGO 2009

Nouvelle classification FIGO

FIGO (2009)[20]	TNM (2009)[22]	DESCRIPTION	FIGO (1989)
Stades I*	T1	Tumeur limitée au corps utérin	Stades I
IA	T1a	Tumeur limitée à l'endomètre ou ne dépassant pas la moitié du myomètre	IA-B
IB	T1b	Tumeur envahissant la moitié du myomètre ou plus de la moitié du myomètre	IC
Stades II*	T2	Tumeur envahissant le stroma cervical mais ne s'étendant pas au-delà de l'utérus	Stades IIA-B
Stades III*	T3 et/ou N1	Extensions locales et/ou régionales comme suit :	Stades III
IIIA	T3a	Séreuse et/ou annexes**	IIIA
IIIB	T3b	Envahissement vaginal et/ou paramétrial**	IIIB
IIIC	N1	Atteinte des ganglions lymphatiques régionaux**	IIIC
IIIC1		Ganglions pelviens	
IIIC2		Ganglions lomboaortiques +/- ganglions pelviens	
Stades IV*	T4 et/ou M1	Extension à la muqueuse vésicale et/ou intestinale et/ou métastases à distance	Stades IV
IVA	T4	Extension à la muqueuse vésicale et/ou intestinale	IVA
IVB	M1	Métastases à distance incluant les métastases intra-abdominales et/ou ganglions inguinaux	IVB

* : grades 1, 2 ou 3 ; ** : Les résultats de la cytologie péritonéale doivent être rapportés séparément et ne modifient pas la classification (la classification FIGO de 1989 incluait les résultats d'une cytologie positive pour les stades IIIA).

Graus 1, 2 ou 3 **: Os resultados da citologia peritoneal devem ser comunicados separadamente e não alteram a classificação (a classificação FIGO de 1989 incluía os resultados da citologia positiva para os estadios IIIA).

APÊNDICE 5:

Classificação FIGO do cancro do ovário 2013 vs 1988

		Antiga fase FIGO de 1988		Novo - etapa FIGO 2013
Fase 1	IA	Tumor limitado a um ovário, cápsula intacta, ausência de tumor na superfície do ovário e lavagens/ascite negativas	IA	Tumor limitado a um ovário ou trompa de Falópio, cápsula intacta, ausência de tumor à superfície e lavagens/ascite negativas
	IB	O tumor envolve ambos os ovários, a cápsula está intacta, não há tumor na superfície do ovário e as lavagens/ascites são negativas	IB	Tumor limitado a ambos os ovários ou trompas de Falópio, cápsula intacta, ausência de tumor à superfície e lavagens/ascite negativas
	IC	Tumor limitado aos ovários com uma das seguintes caraterísticas: rutura da cápsula, tumor na superfície do ovário ou lavagem/ascite positiva	IC	Tumor limitado a um ou ambos os ovários ou trompa de Falópio
			ICI	- Com derrame cirúrgico
			IC2	"Com rutura da cápsula antes da cirurgia ou tumor na superfície do ovário ou da trompa de Falópio
			IC3	- Com células malignas na ascite ou nas lavagens peritoneais

APÊNDICE 6:

Classificação FIGO do cancro do endométrio 2018

Estádio	
IA IB	Tumor confinado ao corpo do útero
Fase	Tumor confinado ao endométrio ou invadindo menos de metade do miométrio
[|B]	Tumor que invade metade ou mais do miométrio
Fase	Tumor que invade o estroma cervical mas não ultrapassa o útero
III™	Extensões locais e/ou regionais com as seguintes caraterísticas:

IDA	Invasão tumoral da serosa do corpo uterino ou dos anexos (extensão direta ou metastática)[131]
IIIB	Invasão vaginal ou parametrial (extensão direta ou metastática),[31]
IIIC	Envolvimento dos gânglios linfáticos pélvicos ou para-aórticosd [J]
IIIC1 IIIC2	Envolvimento dos gânglios linfáticos pélvicos
Fase r	Envolvimento dos gânglios linfáticos para-aórticos com ou sem envolvimento dos gânglios linfáticos pélvicos
IVA	Extensão à mucosa vesicular e/ou intestinal e/ou metástases à distância Extensão à mucosa vesicular e/ou intestinal
IVB	Metástases à distância, incluindo metástases intra-abdominais eVou gânglios linfáticos inguinais, excluindo metástases serosas vaginais, anexiais ou pélvicas

[1]1. t Graus 1, 2 ou 3

[2]2. A invasão glandular endocénica/icai deve ser considerada como uma síndrome.

3. [3]T Os resultados da citologia pentontal podem ser comunicados separadamente e não afectam a classificação.

4. O edema bolhoso na cistoscopia é insuficiente para ser considerado como estádio IV (NCCN,2019).

APÊNDICE 7:
Classificação FIGO do cancro do ovário 2018

T	N	M	Stades FIGO	Definition
T1	N0	M0	Stade I	**Tumeur limitée aux ovaires (1 ou les 2)**
T1a	N0	M0	Stade IA	Tumeur limitée à un seul ovaire ; capsule intacte, sans tumeur à la surface de l'ovaire ; pas de cellule maligne dans le liquide d'ascite ou de lavage péritonéal
T1b	N0	M0	Stade IB	Tumeur limitée aux deux ovaires ; capsules intactes, sans tumeur à la surface de l'ovaire ; pas de cellule maligne dans le liquide d'ascite ou de lavage péritonéal
T1c	N0	M0	Stade IC *	Tumeur limitée à 1 ou aux 2 ovaires, avec : • soit rupture capsulaire • soit tumeur à la surface des ovaires • soit cellules malignes présentes dans le liquide d'ascite ou de lavage péritonéal
T2	N0	M0	Stade II	**Tumeur intéressant 1 ou les 2 ovaires avec extension pelvienne**
T2a	N0	M0	Stade IIA	Extension et/ou greffes utérines et/ou tubaires ; pas de cellule maligne dans le liquide d'ascite ou le liquide de lavage péritonéal
T2b	N0	M0	Stade IIB	Extension à d'autres organes pelviens ; pas de cellule maligne dans le liquide d'ascite ou le liquide de lavage péritonéal
T3	et/ou N1	M0	Stade III	**Tumeur de l'ovaire avec extension péritonéale abdominale et/ou ganglionnaire rétropéritonéale**
T3a	N0	M0	Stade IIIA **	Métastases rétropéritonéales microscopiques ± péritoine
T3b	N0	M0	Stade IIIB	Métastases péritonéales extra-pelviennes ≤ 2 cm ± adénopathies
T3c	et/ou N1	M0	Stade IIIC	Métastases péritonéales extra-pelviennes >2 cm ± adénopathies
Tous T	Tous N	M1	Stade IV ***	**Métastases à distance (à l'exclusion des métastases péritonéales)**

- * : stade IC
  - IC1 : rupture peropératoire
  - IC2 : rupture préopératoire ou végétations en surface
  - IC3 : cellules malignes dans l'ascite ou le liquide de lavage péritonéal
- ** : stade IIIA
  - IIIA1 : adénopathie rétropéritonéale seule (prouvée par cytologie/histologie)
    - IIIA1(i) : foyer adénocarcinomateux dans l'adénopathie ≤ 10 mm
    - IIIA1(ii) : foyer adénocarcinomateux dans l'adénopathie >10 mm.
  - IIIA2 : extension péritonéale microscopique extrapelvienne ± adénopathies.
- *** : stade IV : cancer de l'ovaire avec métastases à distance
  - IVA : plèvre (cytologie positive)
  - IVB : autres métastases y compris adénopathies inguinales

APÊNDICE 8:
Classificação do cancro do colo do útero FIGO 2018

4.1. Stade I

- La classification FIGO peut maintenant être basée sur l'examen clinique, l'imagerie ou l'anatomo-pathologie [illegible] bilan effectué ; l'atteinte ganglionnaire est à préciser à part

Cancer strictement limité au col		
Stade IA	Cancer invasif identifié seulement au microscope et envahissement du stroma : profondeur maximum de 5 mm	
	IA1	profondeur ≤ 3 mm, largeur ≤ 7 mm
	IA2	3 mm < profondeur ≤ 5 mm et largeur ≤ 7 mm
Stade IB	Cancer clinique limité au col visible en macroscopie ou cancer microscopique de dimension supérieure au IA	
	IB1	T <2 cm
	IB2	2 ≤ T <4 cm
	IB3	T ≥ 4 cm

4.2. Stade II

Cancer étendu au-delà du col mais n'atteignant pas la paroi pelvienne ni le tiers inférieur du vagin		
Stade IIA	jusqu'aux deux tiers supérieurs du vagin	
	IIA1	Taille T ≤ 4 cm
	IIA2	Taille T >4 cm
Stade IIB		paramètres (proximaux)

Remarque : une conisation à marge+ est à considérer comme IB1 (Bhatia, 2018)

4.3. Stade III

Cancer étendu jusqu'à la paroi pelvienne et/ou au tiers inférieur du vagin (y compris hydronéphrose)		
Stade IIIA		Atteinte vaginale jusqu'au tiers inférieur
Stade IIIB		Fixation à la paroi pelvienne (ou hydronéphrose ou rein muet)
Stade IIIC	IIIC1	Atteinte ganglionnaire pelvienne *
	IIIC2	Atteinte ganglionnaire lombo-aortique *

* Préciser si atteinte sur imagerie (IIIC1r ou IIIC2r) ou sur l'anatomo-pathologie (IIIC1p ou IIIC2p).

- En cas de curage ganglionnaire, la présence de cellules isolées (<0,2 mm) ou de micrométastases (0,2 à 2,0 mm) ne change pas la classification car leur implication pronostique n'est pas claire ; leur présence doit être notée dans le dossier.

4.4. Stade IV

Cancer étendu au-delà du petit bassin ou à la muqueuse vésicale et/ou rectale	
Stade IVA	Organe adjacent (vessie, rectum)
Stade IVB	A distance

APÊNDICE 9:
Classificação histológica do cancro do endométrio segundo a OMS

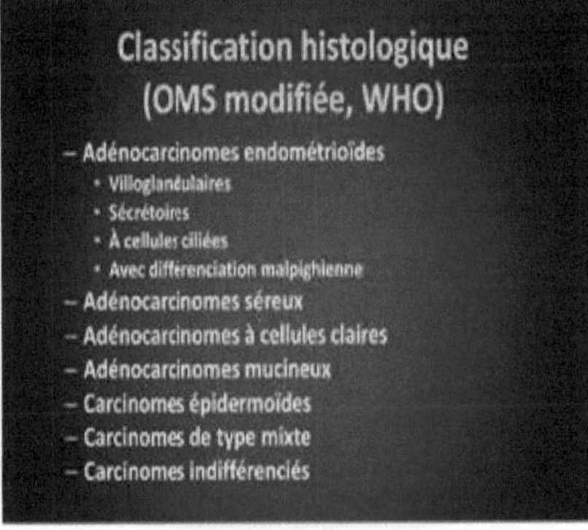

APÊNDICE 10:

Classificação histológica do cancro do ovário de acordo com a OMS e a FIGO

Classification (OMS et FIGO)

A/ Tumeurs épithéliales communes(Les + fréquentes : 80%)

B/ Tumeurs des cellules germinales (env. 10%)

C/ Tumeurs endocrines (3,7%)

D/ Tumeurs conjonctives

D/ Tumeurs métastatiques

E/ Tumeurs de l'ovaire non spécifiques

APÊNDICE 11 :

Classificação histológica do cancro do colo do útero segundo a OMS

Tumeurs épithéliales

Tumeurs épidermoïdes et précurseurs

Carcinome épidermoïde (SAI)

Kératinisant

Non kératinisant

A cellules basales

Verruqueux

Condylomateux

Papillaire

Lymphoépithélial

A cellules transitionnelles

Carcinome épidermoïde avec invasion précoce (micro invasif)

Néoplasie intraépithéliale épidermoïde

Néoplasie cervicale intraépithéliale (CIN3)

Carcinome épidermoïde in situ

Lésions cellulaires épidermoïdes bénignes

Condylome accuminé

Tumeurs glandulaires et précurseurs

Adénocarcinome

Adénocarcinome mucineux

Endocervical

De type Intestinal

A cellules en bague à chaton

A déviation minimale

Villeux

Adénocarcinome endométrioïde

Adénocarcinome à cellules claires

Adénocarcinome séreux

Adénocarcinome mésonéphroïde

Adénocarcinome avec invasion précoce

Adénocarcinome in situ

Dysplasie glandulaire

Lésion glandulaire bénigne

Papillome Müllerien

Tumeurs conjonctives et pseudo-tumeurs

Leiomyosarcome

Sarcome du stroma endométrioïde de bas grade

Sarcome endocervical indifférencié

Sarcome botryoïde

Sarcome alvéolaire des tissus mous

Angiosarcome

Tumeur maligne des gaines des nerfs périphériques

Leiomyome

Rhabdomyome génital

Nodule à cellules étoilées post-opératoire

Tumeurs mixtes épithéliales et conjonctives

Carcinosarcome (tumeur mixte, maligne, müllerienne; carcinome)

Adénosarcome

Tumeur de Wilms

Adénofibrome

APÊNDICE 12 :

Classificação Classintra 2020 das complicações intra-operatórias

Grade	Definition	Examples
Grade 0	No deviation from the ideal intraoperative course	
Grade I	Any deviation from the ideal intraoperative course • Without the need for any additional treatment or intervention • Patient asymptomatic or mild symptoms	• **Bleeding:** Bleeding above average from small-calibre vessel; self-limiting or definitively manageable without additional treatment than routine coagulation • **Injury:** Minimal serosal intestinal lesion, not requiring any additional treatment • **Cautery:** Small burn of the skin, no treatment necessary • **Arrhythmia:** arrhythmia (e.g. extrasystoles) without relevance
Grade II	Any deviation from the ideal intraoperative course • With the need for any additional minor treatment or intervention • Patient with moderate symptoms, not life-threatening and not leading to permanent disability	• **Bleeding:** Bleeding from medium calibre artery or vein, ligation, use of tranexamic acid • **Injury:** Non-transmural intestinal lesion requiring suture(s) • **Cautery:** Moderate burn requiring non-invasive wound care • **Arrhythmia:** Arrhythmia requiring administration of antiarrhythmic drug, no hemodynamic effect
Grade III	Any deviation from the ideal intraoperative course • With the need for any additional moderate treatment or intervention • Patient with severe symptoms potentially life-threatening and/or potentially leading to permanent disability	• **Bleeding:** Bleeding from large calibre artery or vein with transient hemodynamic instability, ligation or suture; blood transfusion • **Injury:** Transmural intestinal lesion requiring segmental resection • **Cautery:** Severe burn requiring surgical debridement • **Arrhythmia:** Arrhythmia requiring administration of antiarrhythmic drug, transient hemodynamic effect
Grade IV	Any deviation from the ideal intraoperative course • With the need for any additional major and urgent treatment or intervention • Patient with life-threatening symptoms and/or leading to permanent disability	• **Bleeding:** Life-threatening bleeding with splenectomy; massive blood transfusion; ICU stay • **Injury:** Injury of central artery or vein requiring extended intestinal resection • **Cautery:** Life-threatening burn injury by cautery leading to fire requiring ICU treatment • **Arrhythmia:** Arrhythmia requiring electroconversion, defibrillation or admission to the ICU
Grade V	Any deviation from the ideal intraoperative course • With intraoperative death of the patient	

[1] The following events are not defined as intraoperative adverse events: sequelae, failures of cure, events related to the underlying disease, wrong-site or wrong-patient surgery or errors in indication

APÊNDICE 13 :

Classificação de Clavien Dindo das complicações pós-operatórias

Grade I	Tout évènement post-opératoire indésirable ne nécessitant pas de traitement médical, chirurgical, endoscopique ou radiologique. Les seuls traitements autorisés sont les antiémétiques, antipyrétiques, antalgiques, diurétiques, électrolytes et la physiothérapie.	Iléus, abcès de paroi mis à plat au chevet du patient
Grade II	Complication nécessitant un traitement médical n'étant pas autorisé dans le grade 1.	Thrombose veineuse périphérique, nutrition parentérale totale, transfusion
Grade III	Complication nécessitant un traitement chirurgical, endoscopique ou radiologique.	
IIIa	Sans anesthésie générale	Ponction guidée radiologiquement
IIIb	Sous anesthésie générale	Reprise chirurgicale pour saignement ou autre cause
Grade IV	Complication engageant le pronostic vital et nécessitant des soins intensifs	
IVa	Défaillance d'un organe	Dialyse
IVb	Défaillance multi-viscérale	
Grade V	Décès	

Currículo

Problema: O lugar da cura lombo-aórtica continua a ser um tema controverso na literatura, dada a dificuldade da sua realização e o número não negligenciável de complicações intra e pós-operatórias. A identificação dos factores que limitam o tratamento lombo-aórtico e as complicações intra e pós-operatórias, por um lado, e o estudo do seu impacto no prognóstico carcinológico dos doentes, por outro, continuam a ser essenciais para decidir a sua indicação.

Objectivos do trabalho :

- Esclarecer as indicações e limitações da cirurgia lombo-aórtica.
- Descrever as complicações intra e pós-operatórias da cirurgia lombo-aórtica.
- Estudar o impacto da cura no prognóstico de doentes com cancro ginecológico pélvico.
- Com base na nossa série e numa revisão recente da literatura, determinar o papel atual da cirurgia lombo-aórtica no tratamento dos cancros ginecológicos.

Material e métodos: Realizámos um estudo unicêntrico, retrospetivo, descritivo, analítico e comparativo de 85 doentes operadas a cancro ginecológico com indicação para curativo lumboaórtico, num período de 19 anos, de janeiro de 2003 a dezembro de 2021, no serviço de ginecologia obstétrica do hospital regional de Ben Arous.

Resultados: Os seguintes factores foram estatisticamente correlacionados com a não realização de curativo lombo-aórtico: o índice de massa corporal (*p=0*,02) e a obesidade em particular (p=0,033), a presença de complicações durante o curativo *pélvico* (*p=0*,002), o tipo de cancro (p=0,05) e os anos de experiência da equipa cirúrgica (p=0,04). No total, registámos a presença de 30 complicações intra-operatórias: Grau 1: 15 (50%), Grau 2: 8 (26,7%), Grau 3: 6 (20%), Grau 4: 1 (3,3%).

Num estudo multivariado, o tratamento lombo-aórtico parece aumentar significativamente a taxa de sobrevivência livre de recorrência a 3 anos (p=0,02), independentemente da idade do doente, do estádio da doença e do tempo decorrido entre o diagnóstico e o início do tratamento.

Conclusão: Os principais factores que limitam o tratamento lombo-aórtico são a ocorrência de complicações per-operatórias durante o tratamento pélvico e a experiência do cirurgião. No entanto, quando realizado, o tratamento lombo-aórtico não acarreta um risco significativamente maior de complicações do que o tratamento pélvico isolado e aumenta a sobrevida global e a sobrevida livre de recorrência aos 3 anos.

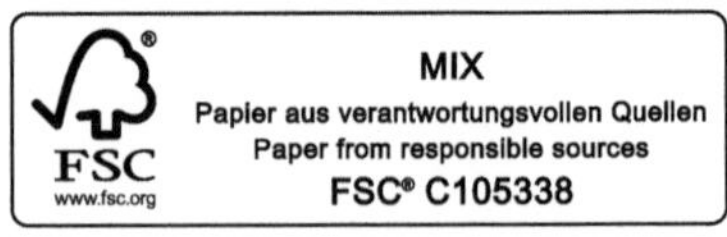

Printed by Books on Demand GmbH, Norderstedt / Germany